健康中国 原创科普

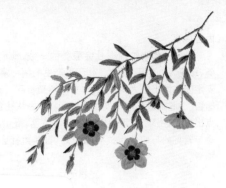

杨青敏 主编

社会工作者

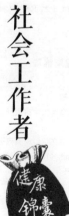

上海交通大学
SHANGHAI JIAO TONG UNIVERSITY PRESS
出版社

内容提要

　　社会工作者忙碌在社会服务的一线，他们默默地为人们服务，缓解人们由于竞争、工作压力产生的精神紧张，为整个社会的安定团结做出很大的贡献，自身却承受着巨大的心理压力，胃炎、感冒、心脑血管疾病等发生率较高。本书从社会工作者的职业特点出发，从生理、心理、社会、环境等方面，提供春、夏、秋、冬四个季节常见的与职业相关疾病的知识，并为社会工作者提供健康指导。

图书在版编目(CIP)数据

社会工作者健康锦囊/杨青敏主编.—上海：上海交通大学出版社，2019
ISBN 978-7-313-21332-7

Ⅰ.①社… Ⅱ.①杨… Ⅲ.①保健-基本知识 Ⅳ.①R161

中国版本图书馆 CIP 数据核字(2019)第 100618 号

社会工作者健康锦囊

主　　编：杨青敏	
出版发行：上海交通大学出版社	地　　址：上海市番禺路 951 号
邮政编码：200030	电　　话：021 - 64071208
印　　制：常熟市文化印刷有限公司	经　　销：全国新华书店
开　　本：710mm×1000mm　1/32	印　　张：8.125
字　　数：146 千字	
版　　次：2019 年 9 月第 1 版	印　　次：2019 年 9 月第 1 次印刷
书　　号：ISBN 978 - 7 - 313 - 21332 - 7/R ISBN 978 - 7 - 89424 - 193 - 1	
定　　价：32.00 元	

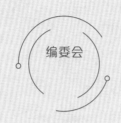

编委会

主　编　杨青敏

副主编　赵振华　童亚慧

编　委　（按姓氏笔画排列）

　　　　王　婷　王光鹏　乔建歌　朱金芬

　　　　张　璐　周　丹　曹　莹　龚　晨

　　　　解　薇　董永泽

主　审　冷蓓峥　查　英

插　图　郑夏霖　叶梦茹　罗嘉懿

前言

健康中国，科普先行

"没有全民健康，就没有全面小康""健康长寿是我们共同的愿望"……悠悠民生，健康最大。人民健康是民族昌盛和国家富强的重要标志，习近平总书记在十九大报告中提出的实施健康中国战略，是新时代健康卫生工作的纲领。2019年7月16日，国务院健康中国行动推进委员会正式对外公布《健康中国行动（2019—2030年）》文件，提出到2030年的一系列健康目标，围绕疾病预防和健康促进两大核心，提出将开展15个重大专项行动，促进以治病为中心向以人民健康为中心转变，努力使百姓、群众不生病、少生病。

此外，我国劳动者群体面临的一大健康问题就是慢性疾病的预防和健康教育知识的普及，而职业健康问题也日益凸显，我国由此提出了"全人、全程、全生命"的健康管理理念。今后要将慢病管理的重点转向一级预防，健康的关键在于防患于未然。早发现、早诊断、早治疗的三级管理目标的落地实施，除了依靠医务人员的努力之外，更是离不开每个个体的积极配合。

随着我国经济的快速发展和物质生活水平的不断提高，如何才能健康长寿，成为百姓和群众最关心的事情，也迫切要求我们通过开展健康科普工作，将健康领域的科学知识、科学方法、科学精神向公众普及传播，不断提升健康教育信息服务的供给力度，更好地满足百姓和群众的健康需求。科普书籍赋予百姓、群众医学健康科普教育知识，让人们听得懂、学得会、用得上，更好地进行健康自我管理，促进身心健康。

在此契机下，复旦大学附属上海市第五人民医院南丁格尔志愿者科普团队以及医务护理专家及研究生团队，十几年来致力于慢病科普、社区健康管理及医院-社区-家庭健康教育的科普工作，撰写了健康科普丛书共20余本。此次在前期研究的基础上，历时3年，坚持理论与实践相结合，以"需求导向"为原则，组织撰写了"职业健康科普锦囊丛书"，力求帮助工人、农民、军人、警察、照护者、教师、司乘人员、社会工作者、白领和医务工作者10个职业的人群了解健康管理知识，更深层次地体现职业健康管理科普的教育作用。

"小锦囊，大智慧"，各个职业因为工作性质不同，劳动者工作环境和生活方式存在很大差异，因而形成了各自行业中高发的"生活方式病"，本丛书以这些"生活方式病"的预防和护理为出发点,循序渐进,层层深入,力求帮助各行业的劳动者形成一种健康的生活方式,不仅是"治病",更是"治未病",以达到消除亚健康、提高身体素质、减轻痛苦的目的,做好健康保障、健康管理、健康维护,帮助民众从透支健康的生活模式向呵护健康、预防疾病、促进幸福的新健康模式转换,为健康中国行动保驾护航! 同时,本丛书在编写时引入另外一条时间主线,按照春、夏、秋、冬季节交替,收集每个季节的高发疾病,整理成册,循序渐进。其中,对于有些行业在相同季节发病率都较高的疾病,如春季易发呼吸系统疾病,夏季泌尿系统和消化系统疾病高发,冬季心脑血管疾病危害大,即使是相同的疾病,由于患者的职业不同,护理措施和方法也不一样。

这套职业健康科普丛书,源于临床,拓展于科普,创于实践,推广性强,凝聚着南丁格尔科普志愿者团队的智慧和汗水,在中华人民共和国 70 华诞之际,谨以此书献给共和国的劳动者。在丛书即将出版之际,我们感谢上海市科学技术委员会(编号:17dz2302400)、上海市科学技术委员会科普项目(编号:19dz2301700)和闵行区科学技术协会(编号:17 - C-03)对我们团队提供的基金支持。感谢参与书籍编写工作的所有医务工作者、科普团队、志愿者、研究生团队对各行各业劳动者的关心，对健康科普和健康管理工作的热情，共同为"健康中国2030"奉献自己的力量！

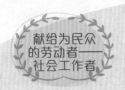

国际上,通常将专业从事社会工作的人称为社会工作者,也称为"社会工程师"。他们工作于政府、社会与个人之间的缓冲区,起到"润滑剂"的作用,对社会稳定具有积极的意义。如果说医生的职责是帮助身体上有疾病的人,那么社会工作者的职责就是帮助那些在社会生活中遇到各种困难和问题的人。社会工作一开始就带着鲜明的助人特征,是一项充满爱心的崇高事业。

社会工作者肩负着社会使命,以解决社会问题、满足社会需求、维护社会稳定、促进社会公平正义为己任。他们经常忙碌在社会服务的一线,他们发现社会问题,帮助解决社会问题,为人们服务,缓解人们由于竞争、生活、工作压力产生的紧张及冲突,为整个社会的安定团结默默地做出了巨大的贡献,自身却承受着很大的心理压力,因此胃炎、感冒、心脑血管疾病等发生率较高。

本书从社会工作者的职业特点出发,从生理、心理、社会、环境等方面,提供春、夏、秋、冬四个季节常见的与职业相关疾病的知识,为社会工作者提供健康指导，以保障社会工作者的身心健康。

　　此书由复旦大学附属上海市第五人民医院的一线临床资深医务护理工作者和研究生团队、南丁格尔志愿者团队撰写，编者们将多年工作经验融汇其中，凝聚着对社会工作者辛勤工作的感谢之情和崇敬之意，投入了对科普工作的饱满热情，感谢每一位编者的不懈努力和付出，本书的出版得到了复旦大学附属上海市第五人民医院党办、院办、科研科、教育科、医务科、护理部及各部门领导与同行们的大力支持，感谢为本书付出辛勤努力的每一位成员！

　　最后，感谢在政府、社区、社会福利、社会救助、社会慈善、残障康复、优抚安置、青少年服务、司法矫治等社会服务机构中工作的社会工作者们，感谢您为维护整个社会安定所做的重大贡献。这本书是我们献上的一份真诚的礼物，在您工作之余，这本原创科普给您的健康自我管理带来健康教育的知识，也送去我们南丁格尔志愿者的一份心愿。

　　2019，我们聆听习总书记的新年寄语——"我们都在努力奔跑，我们都是追梦人"，为健康中国2030，大家一起努力！

赵振华　童亚慧

目录

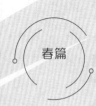
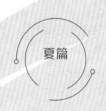

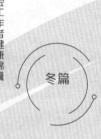

秋篇

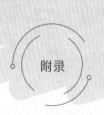

冬篇

附录

社会工作者健康锦囊

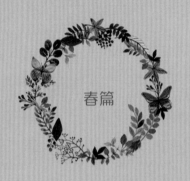

春篇

春天从这美丽的花园里走来
就像那爱的精灵无所不在
每一种花草都在大地黝黑的胸膛上
从冬眠的美梦里苏醒

——雪莱

1

流行性感冒

一、疾病简介

流行性感冒（以下简称流感）是由流感病毒引起的急性呼吸道传染病，发病率高，潜伏期短，易暴发流行。中医学又称流感为时行感冒，属于中

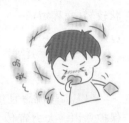

医"疫疬""瘟疫""风温"等范畴。本病常呈自限性，但是在儿童、老年人及其他免疫力低下的人群中常伴有并发症，甚至引起死亡。流感病毒非常容易出现变异，再加上大部分人群对变异菌株抵抗力较差，因此其较难控制，极大地影响人们的生活质量及日常工作学习。

二、常见病因

气温骤降，机体免疫力下降是本病最常见的病因。

三、常见症状

流感潜伏期为1～3天，可短至6小时，长至4天。典型流感的临床表现包括急起高热，畏寒或寒战，头痛、身痛、乏力、食欲缺乏等全身中毒症

状明显而呼吸道症状轻微。少数患者可有鼻塞、流涕及畏光、流泪等眼部症状。咳嗽、胸骨后不适或烧灼、咽干、咽痛也较常见。体温可达40℃，发热多于1～2天内达高峰，3～4天内热退，退热后呼吸道症状较明显并持续3～4天后消失，但乏力可持续1～2周。轻型患者发热不超过39℃，症状较轻，病程短，2～3天后症状缓解。

四、预防与治疗

1. 预防

（1）提高流感宣传教育力度，增强人们自我保护意识。大力宣传人们建立良好的卫生习惯以及科学、合理的生活作息规律，改善其健康意识，多渠道让人们了解流感相关知识如其发病原因、传播途径及防范措施等，从而树立正确的对抗疾病的观念。

（2）制订体育锻炼计划，改善身体素质。大力开展体育运动及户外活动，建立相应的体育健身设施，指导人们制订科学合理的运动健身计划，从而改善身体素质，增强机体抵抗力。

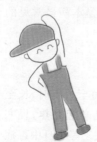

（3）提高人们预防用药意识和水平。采用药物预防流行性感冒是防止流感的重要辅助手段，特别是在其高发季节，选择药物治疗能够有效抑制疫情的发展。金刚烷胺等对于甲型流感具有良好的疗效,利巴韦林治疗乙型流感效果理想。另外,上述药物基本不会引起疫苗抗体反应。

（4）疫苗预防。流感疫苗可以减少流感的发病率,流感疫苗有灭活疫苗和减毒活疫苗两种。流感灭活疫苗是根据流 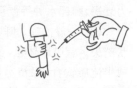感监测情况推荐的流感病毒毒株制备的全病毒3价灭活疫苗,皮下注射后保护率可达80%,不良反应小,接种对象主要是老年人、婴幼儿、孕妇、慢性心肺疾患、肿瘤患者、使用免疫抑制剂者。流感减毒活疫苗是选育流感病毒减毒株制备的活疫苗,将其接种在健康人的鼻腔引起轻度上呼吸道感染从而产生免疫力,多数观察结果证明其预防效果与灭活疫苗相似。当病毒出现新亚型时,人群缺乏免疫力,在尚未流行的地区或人群,除有禁忌证者外,可予全面接种。

2. 治疗

（1）对症治疗。在治疗上无特效抗病毒药物,主要以缓解症状为主。对发热、头痛者应予对症治疗,伴随有高热、食欲缺乏、呕吐的患者应予以静脉补液。补液速度要根据患者的身体条件、药物性质、补液的总量三个方面来考虑,一般成人每分钟40～80滴。滴速太快,不但会降低药物的作用(很快从小便中排出体外),而且短时间内输液过多,会使人体内血循环中血容量急剧增加,尤其是有心脏病的人,一般以20～40滴/分为宜。同时,要随时观察有无胸闷,气短,心跳快等症状,补液速度太快会使心脏负担加重,引起心力衰竭、肺部水肿等严重症状。

(2)一般治疗。呼吸道隔离1周或至主要症状消失。宜卧床休息,多饮水,给予易消化的流质或半流质饮食,保持鼻咽及口腔清洁,补充维生素 C、维生素 B_1 等,预防并发症。

五、护理小贴士

流感患者如何做好自我居家护理?

(1)注意多补充水分,多休息;饮食注意营养均衡、易消化,发病前期以清淡为主,通常可在1周内痊愈。

(2)保持室内空气清新,防止细菌滋生。勤开窗通风,让空气流通。保持良好的个人生活习惯和个人卫生,勤晒衣服被褥,勤洗手,生活用品勤洗刷,勤消毒。

(3)不去人流量比较多的地方,如果家中有人感冒,最好避免接触。

(4)若出现高热持续不退或热退后体温又上升,同时出现咳嗽、喘息、面色发白或青紫时,有并发喉炎、气管支气管炎和肺炎的可能,要立即就医。

2

鼻咽炎

一、疾病简介

鼻咽炎是鼻咽黏膜的非特异性炎症,为临床常见病、多发病。鼻咽炎的发病非常普遍,国内最早报道慢性鼻咽炎的发病率为12%,多与上呼吸道炎症并存。鼻咽炎与人类所处环境因素(如有害气体、刺激物、汽油、烟草等)有关。一项关于汽油作业环境对在作业环境汽油对人体健康影响的调查中发现,受汽油影响患鼻咽炎者占总数98名的74.49%。

二、常见病因

鼻咽炎多为细菌、病毒感染所致,并与鼻咽局部免疫功能下降有关。病毒感染以流感病毒、腺病毒、EB病毒(epstein-barr virus)为主。EB病毒感染绝大多数表现为鼻咽炎,并认为EB病毒感染是鼻咽炎的重要特征。细菌感染以甲型溶血性链球菌、嗜血流感杆菌为主。有专家认为,化脓性鼻咽炎的发生与厌氧菌、需氧菌等多种菌种有关,而抗生素的滥用也是鼻咽炎反复发病的重要原因。此外,鼻咽炎亦可因机体免疫力下降及邻近组织病变迁延所致,如鼻后滴漏综合征、咽炎、中耳炎等。

三、常见症状

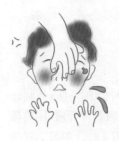

鼻咽炎的临床表现不典型,可有如鼻咽不适、咽痛、鼻咽干燥、回吸性鼻涕或涕血、咽喉不适、咽异物感、耳鸣、耳胀等多种症状。EB病毒感染者的体征以鼻咽黏膜粗糙、暗红色充血为主。目前,对鼻咽炎的临床分型尚无统一标准,大多认为鼻咽炎与上呼吸道炎症同时存在。鼻咽炎按合并症与否分为独立性鼻咽炎、复杂性鼻咽炎;按病理类型分为非化脓性鼻咽炎、化脓性鼻咽炎。急性鼻咽炎诊断不难,而慢性鼻咽炎由于病程发展缓慢,一般检查方法难以确诊。目前临床多采用间接鼻咽镜、纤维鼻咽镜检查。

四、预防与治疗

1. 预防

(1)注意保暖,尤其是鼻炎患者,不论冬季还是夏季,如果处于低温环境(夏季室内空调环境),都要注意保暖。

(2)患有鼻咽炎,会伴有鼻咽干燥、刺痛、发热等症状,平时注意多饮水、充分休息、保证周围空气清新、避免进食辛辣刺激食物等。

(3)增强人体免疫力,可通过游泳、跑步等规律性运动增强体质,从而有助于预防鼻咽炎。

（4）多吃新的鲜蔬菜、水果，但要注意不可冷食，尤其是夏季禁忌喝冰镇饮料等冰凉食物。

（5）多吃富含蛋白质的食物，如牛奶、鲜鱼、大豆等。

（6）去除吸烟、饮酒、熬夜等不良嗜好，注意个人卫生，做好周围环境的清洁工作。

（7）如果发现高热不退、胸闷、恶心等症状，要及时到医院接受诊治，以免错过治疗的最佳时期。

（8）补充营养，多吃富含维生素 B 和维生素 C 的食物或者药剂，增强抵抗力，预防感冒等疾病的发生。

2. 治疗

（1）西医治疗。对于该病的治疗，以清除病因为主要原则，其中以抗感染治疗最多。在急性期治疗效果确切，但抗生素对人体组织细胞破坏性很强，同时频繁使用抗生素，易造成耐药情况发生，会产生无效反应。

（2）中药治疗。中药含片治疗咽炎的主要为清火、败毒、通窍利喉类药物，对于一般性、初期咽炎症状有缓解作用，对咽喉黏膜组织也没有较强的破坏性。因此，在轻微性咽炎的治疗中比较普遍使用。但由于中药起效慢，难以改善病变组织环境，对于急性鼻咽炎、顽固性鼻咽炎等重症收效甚微。

（3）手术治疗。临床治疗上多采用药物烧灼法、电凝固法、冷冻、激光、微波及射频治疗法。其中激光、微波及射频疗法,具有操作简单、痛苦少、无出血和疗效好的优点,成为近年来应用最广泛的技术。

五、护理小贴士

（1）注意劳逸结合,防止受冷,急性期应注意休息。

（2）经常接触粉尘或化学气体者,应戴口罩、面罩等防护措施。

（3）平时多饮淡盐开水,吃易消化的食物,保持大便通畅。

（4）避免烟、酒、辛辣、过冷、过烫刺激食物。

（5）注意口腔卫生,养成饭后漱口的习惯,使病菌不易生长。

（6）冬苋菜、蜂蜜、番茄、阳桃、柠檬、青果、海带、萝卜、芝麻、生梨、荸荠、白茅根、甘蔗等食品,具有清热退火,润养肺肾阴液的作用,可适量选食。

（7）保持室内空气流通。

（8）不要长时间讲话,更忌声嘶力竭地喊叫。

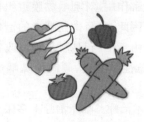

3

咳嗽

一、疾病简介

咳嗽是呼吸系统疾病的常见症状,有利于清除呼吸道分泌物和有害因子,但频繁剧烈的咳嗽对患者的工作、生活和社会活动造成严重的影响。

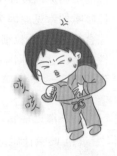

二、常见病因

临床上咳嗽病因繁多且涉及面广,特别是胸部影像学检查无明显异常的慢性咳嗽患者,此类患者最易被临床医生所疏忽。随着人们对咳嗽的关注,欧美国家近 20 年对咳嗽的原因及其治疗方法进行了多方面研究,基本明确了慢性咳嗽的常见病因。咳嗽通常按时间分为 3 类:急性咳嗽、亚急性咳嗽和慢性咳嗽。急性咳嗽时间＜3周,亚急性咳嗽 3～8 周,慢性咳嗽＞8 周。

(1)急性咳嗽。普通感冒是急性咳嗽最常见的病因,其他病因包括急性支气管炎、急性鼻窦炎、过敏性鼻炎、慢性支气管炎急性发作、支气管哮喘(简称哮喘)等。

(2)亚急性咳嗽。最常见原因是感冒后咳嗽

（又称感染后咳嗽）、细菌性鼻窦炎、哮喘等。

（3）慢性咳嗽。慢性咳嗽原因较多，通常可分为两类：一类为初查 X 线胸片有明确病变者，如肺炎、肺结核、肺癌等。另一类为 X 线胸片无明显异常，以咳嗽为主或唯一症状者，即通常所说的不明原因慢性咳嗽（以下简称慢性咳嗽）。慢性咳嗽的常见原因为咳嗽变异型哮喘、鼻后滴流综合征、嗜酸性粒细胞性支气管炎和胃食管反流性咳嗽。这些原因占呼吸内科门诊慢性咳嗽比例的 70%～95%。

三、常见症状

（1）咳嗽性质。干咳或刺激性咳嗽见于慢性喉炎、喉癌、气管炎、气管受压、支气管异物、支气管肿瘤及外耳道刺激；湿性或多痰的咳嗽见于支气管炎、支气管扩张、肺脓肿、肺寄生虫病、肺结核有空洞者。

（2）咳嗽节律。单声微咳多见于喉炎、气管炎、吸烟者及早期肺结核患者，习惯性咳嗽也属此型。阵发（痉挛）性咳嗽多见于异物吸入、百日咳、支气管哮喘、支气管内膜结核及支气管肿瘤。连续性咳嗽多见于一般支气管肺脏炎症。

（3）咳嗽时间。晨间咳嗽多见于上呼吸道慢性炎症、慢性支气管炎及支气管扩张患者。由于睡眠时分泌物流入或潴留于支气管内，晨起后即有阵阵剧咳以排出分泌物。夜间咳嗽则多见于肺结核与心力衰竭者。

（4）咳嗽音色。短促的轻咳、咳而不爽者多见于干性胸膜炎、大叶性肺炎、胸腹部创伤或手术后，患者在咳嗽时常用手按住患处以减轻疼痛。犬吠样咳嗽多见于喉头疾患、声带肿胀、气管异物或支气管受压。嘶哑性咳嗽见于声带炎症或纵隔肿块压迫喉返神经所致的声带麻痹。

（5）发作特征。百日咳患者的咳嗽为阵发（痉挛）性的连续剧咳，在10~20次咳嗽后做深吸气时，气流经过狭窄的喉头可产生高音调吼鸣。支气管哮喘患者在发作将停时出现阵发性咳嗽伴呼气性哮鸣。

（6）体位改变。严重支气管扩张患者因支气管内壁破坏，咳嗽反射减弱，虽有大量痰液潴留，但咳嗽少而无力；一旦改变体位时，由于分泌物流动刺激支气管黏膜而发生咳嗽，咳出大量积痰后咳嗽才缓解。脓胸有支气管胸膜瘘时，在一定位置下脓液进入瘘管引发咳嗽，咳出大量脓液。纵隔肿瘤、大量胸腔积液患者改变体位时也会引起咳嗽。

四、预防与治疗

1. 预防

（1）气候变化时避免进出空气污浊、人潮拥挤的公共场所，如车站、娱乐场所等。

（2）减少接触冷空气，晨起或外出时注意保暖，必要时

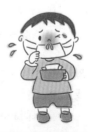

戴口罩。

（3）避免剧烈活动，可采取散步、打太极拳等较平缓的活动。

2. 治疗

（1）普通咳嗽的治疗。以对症治疗为主，一般不需用抗菌药物。可选用减充血剂：伪麻黄碱；退热药物：解热镇痛药类；抗过敏药：第一代抗组胺药；止咳药物：中枢性镇咳药、中成药等。临床上通常采用上述药物的复方制剂，首选第一代抗组胺药＋伪麻黄碱治疗，可有效缓解打喷嚏、鼻塞等症状。咳嗽明显者选用中枢性镇咳药，如右美沙芬或可待因等。

（2）慢性咳嗽。慢性咳嗽的病因相对复杂，明确病因是治疗成功的关键。多数慢性咳嗽与感染无关，不需要使用抗菌药物治疗。咳嗽原因不明或不能除外感染时，慎用糖皮质激素。

（3）其他。避免抑制咳痰，因为痰液潴留可能会干扰或损害肺泡通气，导致肺抗感染能力下降；保持空气湿润，可减轻黏膜炎症并可稀释分泌物，也可适当给予胸部理疗，利于痰液排出。

五、护理小贴士

1. 减轻咳嗽带来的不适

（1）调整姿势。采取舒适姿势，配合治疗原理给予适当调整，一般取侧卧屈膝位、半坐卧位或坐位。

（2）保持空气清新及适当的温、湿度。温度以 18～20℃ 为宜；相对湿度一般为 40%～50%；上呼吸道感染、支气管炎患者的适宜相对湿度为 80%。

（3）避免食用刺激性食物，如辛辣或产气食物；减少刺激物的接触，如吸烟、花粉、香料、化学原料等。

（4）对剧烈的刺激性干咳，给予镇咳药物并指导患者正确服用，防止发生晕厥、肋骨骨折、气胸等。痰液较多或年老体弱者不宜使用强镇咳药，以免发生窒息。

2. 减少痰液积聚，使痰液能顺利咳出

（1）观察咳嗽咳痰的情况，准确记录痰的性状及痰量，及时和正确留取痰标本，以提供可靠的病原学诊断依据。

（2）指导深呼吸和有效咳嗽。每 2～4 小时进行数次深呼吸和有效性咳嗽。

（3）协助排痰。卧床患者定时给予翻身、拍背。按体位引流的原则采用叩击和震颤的方法，使痰液从细支气管引流到大气管，以利排出。

（4）补充营养及水分。若无治疗性限制时，每天补充水分 1 500 ml 以上，以达到液化痰液的效果，尤其是慢性咳嗽患者其热量消耗增加，应保证营养物质的摄入，进食高蛋白、高维生素的膳食，根据患者的具体情况可少食多餐。

（5）行雾化吸入疗法，有助湿润气道，促使咳痰。

（6）配合胸部 X 线检查、听诊结果，在雾化治疗后施行背部叩击、震颤等呼吸治疗。

3. 保持口腔清洁

保持口腔清洁，以免因咳痰导致口腔气味不好而影响食欲。鼓励或协助患者刷牙每天 1～2次，必要时行口腔护理。

4. 心理护理

在积极改善症状的同时，安慰患者，讲解咳嗽、咳痰的必要性，使患者保持良好的心理状态，配合治疗。

4

扁桃体炎

一、疾病简介

扁桃体炎可分为急性扁桃体炎和慢性扁桃体炎。患急性传染病（如猩红热、麻疹、流感、白喉等）后，可引起慢性扁桃体炎，鼻腔有鼻窦感染也可伴发本病。

二、常见病因

主要是由于细菌及分泌物积存于扁桃体窝导致的。致病菌主要为链球菌或者葡萄球菌，也可继发于某些急性传染病。

三、常见症状

1. 急性期

（1）全身症状。起病急，畏寒，高热可达 39～40℃，尤其是幼儿可因高热而抽搐、呕吐或昏睡、食欲缺乏、便秘以及全身酸痛等。

（2）局部症状。咽痛明显，吞咽时尤甚，剧烈疼痛者可放射至耳部，幼儿常因不能吞咽而哭闹不安。儿童若因扁桃体肥大影响

呼吸时可妨碍其睡眠,夜间常惊醒。

2. 慢性期

(1)反复发作咽痛。每遇感冒、受凉、劳累、睡眠欠佳或烟酒刺激后咽痛发作,并有咽部不适及堵塞感。

(2)口臭。由于扁桃体内细菌的繁殖生长及残留于扁桃体内的脓性栓塞物,常可致口臭。

(3)扁桃体肿大。肥大的扁桃体可使吞咽困难,说话含糊不清,呼吸不畅或睡眠时打鼾。

(4)全身表现。扁桃体内的细菌、脓栓常随吞咽进入消化道,从而引起消化不良。如细菌毒素进入体内,可有头痛、四肢乏力、容易疲劳或低热等表现。

四、预防与治疗

1. 预防

(1)慢性扁桃体炎的患者应养成良好的生活习惯,保证充足的睡眠时间,随天气变化及时增减衣服。坚持锻炼身体,提高机体抵抗疾病的能力。

(2)患扁桃体急性炎症应彻底治愈,避免变成慢性炎症。

2. 治疗

(1)一般治疗。①保持口腔清洁,每天睡前刷牙,饭后漱口,以减少口腔内细菌感染的机会。②含漱法。可选用含碘片,每次 1～2 片,每日 3～4 次含化。用淡盐水漱口,简单又方便,可于饭后及睡前,取温开水一杯,加少许食盐,口感有咸味即可,反复漱口,每次 5 分钟左右。③药物治疗。使用增强免疫力的药物;若为链球菌感染,可用青霉素等抗生素治疗。④加强体育锻炼,增强体质和抗病能力。

(2)手术治疗。治疗原则。①扁桃体过度肥大,妨碍呼吸、吞咽者。②反复急性发作,每年 4~5 次以上,有扁桃体周围脓肿病史。③长期低热,全身检查除扁桃体炎外无其他病变者。④由于扁桃体炎而导致的肾炎、风湿等病,应在医生指导下择期手术。

五、护理小贴士

(1)日常护理。平时应注意个人卫生,养成良好的生活习惯,保证充足的睡眠时间,随天气变化及时增减衣服。坚持锻炼身体,保持心态平和、情绪稳定,提高机体抵抗疾病的能力。此外,要保持口腔清洁,每天睡前刷牙,饭后漱口,以减少口腔内细菌感染的机会。

(2)饮食调理。宜食清热解毒的食物,如绿豆汤、赤小豆粥、白菜、白萝卜、丝瓜;多饮纯净水以及鲜水果汁;应吃些滋阴润肺作用的食物,忌吃香燥辛辣煎炸等刺激性食物,如姜、辣椒、大蒜、油条等;忌烟酒。

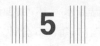

5

流行性腮腺炎

一、疾病简介

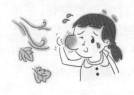腮腺是涎液腺中最大的腺体,位于两侧面颊近耳垂处,腮腺肿大以耳垂为中心,可以一侧或两侧肿大。病毒性腮腺炎,最常见为流行性腮腺炎。流行性腮腺炎是由腮腺病毒感染引起的呼吸道传染病,其特征为腮腺的非化脓性肿胀并可侵犯各种腺组织或神经系统及肝、肾、心、关节等几乎所有器官,常可引起脑膜脑炎、睾丸炎、卵巢炎、胰腺炎等并发症,病后可获持久免疫力。

二、常见病因

病毒性腮腺炎,常见腮腺炎病毒,还可见单纯疱疹病毒、柯萨奇病毒、甲型流感病毒等。腮腺炎病毒感染引起流行性腮腺炎最常见。

三、常见症状

流行性腮腺炎为传染性疾病,传染源为患者和隐性感染者,传播途径为呼吸道飞沫和密切接触。临床起病急,常有发热、头痛、食欲缺乏等前驱症状。数小时至 1~2 天后体温可升至 39℃ 以上，出现唾液腺肿胀，腮腺最常受累，肿大一般以耳垂为中心，向前、后、下发展，边缘不清，轻度触痛，张口咀嚼及进食酸性饮食时疼痛加剧，局部皮肤发热、紧张发亮但多不红，通常一侧腮腺肿胀后 2~4 天累及对侧。颌下腺或舌下腺也可被波及，舌下腺肿大时可见舌及颈部肿胀，并出现吞咽困难。腮腺管口在早期可有红肿，有助于诊断。不典型病例可始终无腮腺肿胀，而以单纯睾丸炎、脑膜脑炎的症状出现，也有仅见颌下腺或舌下腺肿胀者。

四、预防与治疗

1. 预防

（1）管理传染源。早期隔离患者直至腮腺肿胀完全消退。接触者一般不需检疫，但在集体机构应留验 3 周，对可疑者应立即暂时隔离。

（2）切断传播途径。勤通风，勤晒被子。

（3）保护易感人群。①被动免疫：腮腺炎高价免疫球蛋白有一定作用，但来源困难，不易推广。②自动免疫：目前麻疹、腮腺炎和风疹三联疫苗免疫效果较好，属于国家免疫规划接种，初种对象为 8 月龄和 18~24 月龄各 1 剂次，皮下或肌内注射。

2. 治疗

（1）隔离、卧床休息直至腮腺肿胀完全消退。注意口腔清洁，避免酸性食物，保证液体摄入量。

（2）对症治疗为主，抗生素无效，可试用利巴韦林。

（3）肾上腺皮质激素治疗尚无肯定效果，对重症或并发脑膜脑炎、心肌炎等时可考虑短期使用。

（4）氦氖激光局部照射治疗流行性腮腺炎对止痛、消肿有一定效果。

（5）男性成人患者在本病早期应用己烯雌酚，以防止睾丸炎发生。

（6）中药。内服以普济消毒饮方为主随症加减。局部可用紫金锭或青黛散调醋外涂，每天1次。

五、护理小贴士

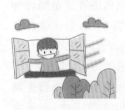

（1）居室应空气流通。冬季可定时开窗通风，同时要注意保暖。

（2）应卧床休息，直至肿胀完全消退。不论病情轻重，均应卧床休息5～9天，因为良好的休息是减少并发多脏器损害的有效手段之一（另一手段是及早治疗）。

（3）在急性期，应吃含维生素多的流质、半流质饮食，忌食酸、辣、刺激性食物及不容易消化的多脂类食品，以减少咀嚼引起疼痛，以免流涎增多、加重疼痛，同时要多饮水。

（4）注意口腔卫生。可用朵贝尔溶液或淡盐水漱口，一天 3～4 次。

（5）腮腺肿胀部位可用冷敷以减轻疼痛，也可外敷一些清热解毒的中药。

（6）如发现有频繁呕吐、嗜睡、神志不清或上腹部疼痛、睾丸肿痛，应及时到医院就诊。

6

哮喘

一、疾病简介

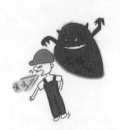

哮喘是支气管哮喘的简称，是由多种炎症细胞（如嗜酸性粒细胞、肥大细胞、T细胞、中性粒细胞、气道上皮细胞等）和细胞组分参与的气道慢性炎症性疾患。这种慢性炎症导致气道高反应性的产生，通常出现广泛多变的可逆性气流受限，并引起反复发作的喘息、气急、胸闷或咳嗽等症状，常在夜间和（或）凌晨发作，多数患者可自行缓解或经治疗缓解。

二、常见病因

目前认为哮喘是一种有明显家族聚集倾向的多基因遗传性疾病，它的发生既受遗传因素，又受环境因素的影响。引发哮喘的变应原有多种。

（1）尘螨是最常见的变应原，是哮喘在世界范围内重要的发病因素。真菌亦是存在于室内空气中的变应原之一，常见为青霉、曲霉、交链孢霉等。花粉与草粉是最常见的引起哮喘发作的室外变应原。

（2）职业性变应原。常见的变应原有谷物粉、面粉、动物皮毛、木材、丝、麻、木棉、饲料、蘑菇、松香、活性染料、乙二胺等。

（3）药物及食物添加剂。药物引起哮喘发作有特异性过敏和非特异过敏两种。前者以生物制品过敏最常见，而后者发生于交感神经阻滞剂和增强副交感神经作用剂。食物过敏大多属于Ⅰ型变态反应，如牛奶、鸡蛋、鱼、虾蟹及调味类食品等均可作为变应原，常会诱发哮喘患者发作。

三、常见症状

典型的支气管哮喘出现反复发作的胸闷、气喘及呼吸困难、咳嗽等症状。在发作前常有鼻塞、打喷嚏、眼痒等先兆症状，发作严重者可在短时间内出现严重呼吸困难、低氧血症。有时咳嗽为唯一症状（咳嗽变异型哮喘）。在夜间或凌晨发作和加重是哮喘的特征之一。哮喘症状可在数分钟内发作，有些症状轻者可自行缓解，但大部分需积极处理。哮喘发作时出现两肺散在、弥漫分布的呼气相哮鸣音，呼气相延长，有时吸气、呼气相均有干啰音。严重发作时可出现呼吸音低下，哮鸣音消失，临床上称为"静止肺"，预示着病情危重，随时会出现呼吸骤停。哮喘患者在不发作时可无任何症状和体征。

哮喘根据临床表现可分为急性发作期、慢性持续期和临床缓解期。慢性持续期是指每周均不同频度和（或）不同程度地出现症状（喘息、气急、胸闷、咳嗽等）；临床缓解期是指经过治疗或未经治疗，症状、体征消失；肺功能恢复到急性发作前水平，并持续 3 个月以上。

四、预防与治疗

1. 预防

哮喘的诱发因素包括以下多种，因此要预防哮喘的发作，需要避免以下促发因素。

（1）感染。哮喘的形成和发作与反复呼吸道感染有关，最常见的是鼻病毒，其次是流感病毒、副流感病毒、呼吸道合胞病毒及冠状病毒等。

（2）气候改变。当气温、湿度、气压和空气中离子等发生改变时可诱发哮喘，故在寒冷冬季或秋冬气候转变时较多发病。

（3）环境污染。与哮喘发病关系密切。诱发哮喘的有害刺激物中，最常见的是煤气（尤其是 SO_2）、油烟、杀虫喷雾剂等。烟雾可刺激处于高反应状态的哮喘患者的气道，使支气管收缩，甚至痉挛，致哮喘发作。香烟烟雾（包括被动吸烟）是户内诱发因素的主要来源，是一种重要的哮喘诱发因子。

（4）精神因素。紧张不安、情绪激动等也会促使哮喘发作，一般认为是通过大脑皮质和迷走神经反射或过度换气所致。

（5）运动：哮喘患者在剧烈运动后会诱发哮喘发作，常表现为咳嗽、胸闷、喘鸣，听诊可闻及哮鸣音,多数患者在 1 小时内可自行缓解。有些患者虽无哮喘症状,但运动后可诱发支气管平滑肌痉挛。

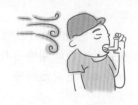

(6)药物:有些药物可引起支气管哮喘发作,主要有包括阿司匹林在内的非甾体类抗炎药物和含碘造影剂,或交感神经阻断剂等。

(7)月经、妊娠等生理因素。不少女性哮喘患者在月经前 3～4 天有哮喘加重的现象,可能与经前期黄体酮水平突然下降有关。

2. 治疗

治疗目的。积极进行治疗,争取完全控制症状;保护和维持尽可能正常的肺功能;避免或减少药物的不良反应。

(1)药物治疗。根据其作用机制可分为具有扩张支气管作用和抗炎作用两大类,某些药物兼有扩张支气管和抗炎作用。扩张支气管药物包括 β_2 受体激动剂、茶碱类。抗炎药物包括糖皮质激素、白三烯调节剂、色甘酸钠和尼多酸钠、抗 IgE 单克隆抗体、抗组胺药物。

(2)长期治疗。哮喘的治疗药物根据其在哮喘长期治疗中的地位,又分控制药物和缓解药物。控制药物指需要长期每天使用的药物,这些药物主要通过抗炎作用使哮喘达到并维持临床控制。缓解药物或称为急救药物,指按需要使用药物,这些药物通过迅速解除气道痉挛从而缓解哮喘症状。

（3）免疫治疗。哮喘是变态反应性疾病，故免疫治疗在哮喘中占有一定地位，免疫治疗分特异性和非特异性两种。

五、护理小贴士

（1）饮食指导。哮喘患者的饮食应进清淡流质食物，特别是在哮喘发作期，水分的需要量增加，要注意补充，以免水分不足，痰液黏稠不易咳出，阻塞呼吸道而加重哮喘。缓解期宜多吃蔬菜水果如萝卜、白菜等；又如豆腐、棒子骨等；忌食或少食虾、蟹、香菜、麦类、蛋、牛奶、肉、鲫鱼等可能引起哮喘及腹胀，致使呼吸困难的食物。

（2）居住环境。哮喘患者居住的室内要经常开窗，保持空气流通、干燥。因室内尘螨是引发某些哮喘的元凶，这种小虫在潮湿天气里可大量滋生。当把室内相对湿度降到50%以内时，它就不能大量滋生了。冬季要暖和，夏季要凉爽通风。避免接触特殊气味。

（3）宜进行适当的体育锻炼。可以选择游泳、气功、打太极拳、散步、慢跑、医疗体操等运动。

（4）心理指导。这也是属于哮喘的护理措施之一。哮喘患者精神紧张，心理压力增大，情绪的剧烈变化或波动都可以成为哮喘发作诱因。因此，哮喘患者要保持心情舒畅，正确对待自己的疾病，正确对待生活中的挫折和不愉快，以免加重哮喘的病情。

7

荨麻疹

一、疾病简介

荨麻疹俗称"风疹块",是由于皮肤、黏膜小血管扩张及渗透性增加而出现的一种局限性水肿反应,通常在2～24小时内消退,但反复发生新的皮疹,病程迁延数天至数月。

二、常见病因

荨麻疹的病因非常复杂,约3/4的患者找不到原因,特别是慢性荨麻疹。常见原因主要有:食物及食物添加剂,吸入物,感染,药物,物理因素如机械刺激、冷热、日光等,昆虫叮咬,精神因素和内分泌改变,遗传因素等。

三、常见症状

基本损害为皮肤出现风团。常先有皮肤瘙痒,随即出现风团,呈鲜红色或苍白色、皮肤色,少数患者有水肿性红斑。风团的大小和形态不一,发作时间不定。风团逐渐蔓延,融合成片,由于真皮乳头水肿,可见表皮毛囊口向下凹陷。风团持续数

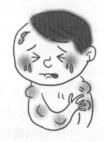

分钟至数小时,少数可延长至数天后消退,不留痕迹。皮疹反复成批发生,以傍晚发作者多见。风团常泛发,亦可局限。有时合并血管性水肿,偶尔风团表面形成大疱。部分患者可伴有恶心、呕吐、头痛、头胀、腹痛、腹泻,严重患者还可有胸闷不适、面色苍白、心率加速、脉搏细弱、血压下降、呼吸短促等全身症状。

疾病于短期内痊愈者,称为急性荨麻疹。若反复发作达每周至少2次并连续6周以上者称为慢性荨麻疹。除了上述普通型荨麻疹,还有以下特殊类型的荨麻疹。

(1)皮肤划痕荨麻疹/人工荨麻疹。患者对外来较弱的机械刺激引起生理性反应增强,在皮肤上产生风团。患者在搔抓后或在紧束的腰带、袜带等处局部起风团、瘙痒。

(2)延迟性皮肤划痕症。皮肤划痕在刺激后6～8小时出现风团与红斑,风团持续24～48小时。迟发性皮损不止一条,沿划痕形成小段或点,损害较深或宽,甚至向两侧扩展成块。局部发热、有压痛。

(3)延迟性压力性荨麻疹。皮疹发生于局部皮肤受压后4～6小时,通常持续8～12小时。表现为局部深在性疼痛性肿胀,发作时可伴有寒战、发热、头痛、关节痛、全身不适。局部大范围肿胀似血管性水肿,易发生于掌跖和臀部皮损发生前可有24小时潜伏期。

(4)胆碱能性荨麻疹。皮疹特点为除掌跖以外发生泛发性 1～3 mm 的小风团,周围明显,其中有时可见卫星状风团,也可只见红晕或无红晕的微小稀疏风团。有时唯一的症状只是瘙痒而无风团。损害持续 30～90 分钟,或达数小时之久。大多在运动时或运动后不久发生,伴有痒感、刺感、灼热感或皮肤刺激感,遇热或情绪紧张亦可诱发此病。

(5)寒冷性荨麻疹。可分为家族性和获得性两种。在受冷后半小时到 4 小时发生迟发反应,皮疹是不痒的风团,可以有青紫的中心,周围绕以苍白晕,皮疹持续 24～48 小时,有烧灼感,并伴有发热、关节痛等全身症状。

(6)日光性荨麻疹。皮肤暴露在日光数分钟后,局部迅速出现瘙痒、红斑和风团。风团发生后约经一至数小时消退。发生皮疹的同时,可伴有畏寒、疲劳、晕厥、肠痉挛,这些症状在数小时内消失。

(7)接触性荨麻疹。特点是皮肤接触某些变应原发生风团和红斑。可分为免疫性机制和非免疫性机制 2 类。非免疫性是由于原发性刺激物直接作用于肥大细胞释放组胺等物质而引起,几乎所有接触者均发病,不须物质致敏。而免疫性属 Ⅰ 型变态反应,可检出特异性 IgE 抗体。

四、预防与治疗

1. 预防

(1)注意饮食,避免诱因。荨麻疹的发病与

饮食有一定的关系，某些食物可能是诱因，如鱼虾海鲜，含有人工色素、防腐剂、酵母菌等人工添加剂的罐头、腌腊食品、饮料等都可诱发荨麻疹。另外，过于酸辣及有刺激性的食物也会降低胃肠道的消化功能，使食物残渣在肠道内滞留的时间过长，因而产生蛋白胨和多肽，增加人体过敏的概率。

（2）注意卫生，避免不良刺激。有荨麻疹病史的人，要注意保持室内外的清洁卫生，家中少养猫、狗之类的宠物。避免吸入花粉、粉尘等。使生活规律适应外界环境的变化。喝酒、受热、情绪激动、用力等都会加重皮肤血管扩张，激发或加重荨麻疹。橡皮手套、染发剂、加香料的肥皂和洗涤剂、化纤和羊毛服装等，对于过敏体质的人或荨麻疹患者都可能成为不良刺激，应予避免。患冷性荨麻疹的人不要去海水浴场，也不能洗冷水浴，冬季要注意保暖。据有关研究发现，吸烟者血液中的 IgE 与皮肤试验的阳性率明显高于非吸烟者，而且对其子女等被动吸烟者所导致的过敏现象也相对增加。因此，患有荨麻疹的人应戒烟。

（3）注意药物因素引起的过敏。在临床中，有些药物可以引起荨麻疹，如青霉素、四环素、氯霉素、链霉素、磺胺类药物、多黏菌素等抗生素，安乃近、阿司匹林等解热镇痛剂等等。某些中成药如感冒清、牛黄解毒片等也可导致过敏,引起荨麻疹的发生。当服用多种药物而怀疑荨麻疹是由其中某一种药物引起时,最简捷有效的方法是及时停用所服的药物。

(4) 积极治疗原有疾病。荨麻疹既是一种独立的疾病,也可能是某些疾病的一种皮肤表现。能导致荨麻疹的疾病较多,如寄生虫感染、细菌性感染、病毒性感染、真菌感染。另外,糖尿病、甲亢、月经紊乱,甚至体内潜在的肿瘤等,都可能引起荨麻疹。因此,有效地诊断和治疗原有的疾病,有助于消除荨麻疹。

(5) 保持健康心态,提高身体抵抗力。慢性荨麻疹的发作和加重,与人的情绪或心理应激有一定的关系。

2. 治疗

(1) 去除病因。对每位患者都应力求找到引起发作的原因,并加以避免。如寒冷性荨麻疹应注意保暖,乙酰胆碱性荨麻疹减少运动、出汗及情绪波动,接触性荨麻疹减少接触的机会等。

(2) 药物治疗。①抗组胺类药物:包括 H_1 受体拮抗剂,其具有较强的抗组胺和抗其他炎症介质的作用,治疗各型荨麻疹都有较好的效果。常用的 H_1 受体拮抗剂有苯海拉明、氯苯那敏、氯雷他定、地氯雷他定等;单独治疗无效时,可以选择两种不同类型的 H_1 受体拮抗剂合用或与 H_2 受体拮抗剂联合应用,常用的 H_2 受体拮抗剂有西咪替丁、雷尼替丁、法莫替丁等。②抑制肥大细胞脱颗粒作用,减少组胺释放的药物,如硫酸间羟异丁肾上腺素、酮替酚、色甘酸钠、曲尼司特等。③糖皮质激素:为治疗荨麻疹的二线用药,一般用于严重急性荨麻疹对抗组胺药无效时,或慢性荨麻疹严重激发时,常用药物如泼尼松、曲安西龙、地塞米松、倍他米松磷酸钠(得宝松)。④免疫抑制剂:当慢性荨麻疹患者具有自身免疫基础,病情反复,上述治疗不能取得满意疗效时,可应用免疫抑制剂,环孢素具有较好的疗效。⑤另外,降低血管通透性的药物,如维生素C、钙剂等,常与抗组胺药合用。由感染因素引起者,可以选用适当的抗生素治疗。

五、护理小贴士

1. 一般护理

（1）结合病史,协助患者寻找过敏原,发现可疑食物或药物过敏时,应立即停用。

（2）注意卫生,保持皮肤清洁,温水洗浴,减少清洁剂、化妆品等的皮肤刺激。

（3）保持被褥清洁、柔软,穿棉质宽松内衣,避免毛织物、化纤织品直接与皮肤接触。

（4）饮食护理。嘱患者宜清淡饮食,禁食辛辣刺激食物以及海鲜类食物。多喝水、多食含大量维生素C的水果、果汁等,利于致敏物的排泄。

2. 掌握病情

了解患者的一般情况及主诉,观察皮疹好发部位,掌握反复发作的时间及部位。

3. 皮肤护理

观察皮肤是否有因瘙抓所致的继发损害及继发感染,及时给予对症处理。避免摩擦、搔抓等因素刺激患处,防止因搔抓引起皮疹增多,瘙痒加剧。

4. 合理用药

指导患者合理、及时用药。

5. 健康教育

(1) 对慢性荨麻疹患者耐心解释发病因素,积极预防,消除患者长期患病所造成的紧张心理,树立信心,积极配合治疗。

(2) 室内禁放花卉,禁用喷洒剂等化学物品,以免致敏。

(3) 急性荨麻疹伴有呼吸道、消化道症状的患者,需密切观察病情变化,发现喉头水肿、血压下降,应及时报告医生做相应处理,防止窒息和过敏性休克的发生。

8

生理性疲劳

一、疾病简介

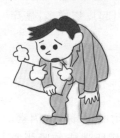

生理性疲劳又称疲乏，是一种主观上有不适感觉，但客观上会在同等条件下，失去其完成原来所从事正常活动或工作的能力。任何生理性疲劳的产生都有明确原因，如体力疲劳是在繁重或长时间的体力活动时出现等；病理性疲劳一般情况下没有明确的引发因素，这是病理性疲劳最重要的特征。生理性疲劳一般经过休息都会消除；病理性疲劳必须经过药物或其他治疗。生理性疲劳一般不伴有其他症状，病理性疲劳则多伴有其他症状。

二、常见病因

生活在繁忙紧张的社会中，有时身体会觉得疲倦，不想动，其原因可能是来自生理上的，也可能是心理即精神上的原因，比如患有抑郁症等，而大多数人的疲劳是来自生理方面的原因。

三、常见症状

一种主观不适感觉,常表现为对工作和生活的积极性下降,困倦、沉默、少语、头昏、头重等。

四、预防与治疗

1. 预防

(1) 养成良好的生活习惯。

(2) 保持良好的心态和稳定的情绪。

(3) 拥有健康的饮食习惯,平时多吃水果蔬菜等,提高自身免疫力。

2. 治疗

(1) 劳累与疲劳。过度的活动使身体新陈代谢的废物(如二氧化碳和乳酸)在血液中积聚,导致肌肉疲劳,治疗方法很简单,休息一下,让身体排泄掉积聚的废料就可以了。而读书学习导致的神经疲劳则应该暂时停止用脑,去做一下适宜的运动,多呼吸一些新鲜空气,疲劳就能消除了。

(2) 静坐与疲劳。脑力工作者,常常坐着办公,很少运动,就比较容易发生疲劳,而且常常会有腰酸背痛,这是腰部肌肉常常处于紧缩状态所导致。少运动的人,血液循环缓慢,心和肺的运作缓慢,氧气的供给也就比较差。而运动能够增加氧气的吸入,可以供给脑部更多的氧气,这样就能够减少疲劳了。所以,脑力工作者每天最好要做一些适宜的体育运动。

(3) 缺水与疲劳。我们身体每天需要至少

6～8杯水,从食物中和体内代谢中每天可以得到3～4杯水,而体内的水分天天都要被消耗,并且排出体外,有些人没有饮水的习惯,这样身体所产生的废料不能及时地排泄,人就会觉得疲劳了,所以多喝水不仅可以除去疲劳,也会使你更健康。

(4)饱食与疲劳。吃得太饱往往会引起身体的疲倦,大量的食物进入胃肠道,身体的大部分血液也必然向消化系统输送,大脑的供血量就会变得不足,脑部血流的缺乏导致供氧的不足,自然就会感到周身乏力、昏昏欲睡了。其次,肉类吃得太多也会导致疲劳。肉类本身有较多的酸性废料,被消化吸收之后,这些酸性废料如尿酸等在体内积聚多了,人也就会感到疲劳了。此外,甜食也不宜多吃,它会大量消耗掉身体里的维生素B,从而影响体内的代谢和神经的功能,造成疲劳。在饮食上多吃新鲜蔬菜、水果是克服疲劳的良方,因为这些食物是碱性的,它可以克服体内的酸性物质。

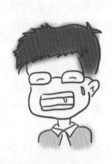

(5)睡眠不足与疲劳。有些人的疲倦,如打哈欠、头昏、头重都是睡眠不足所引起的。头一沾枕头就很快入睡,而早上非得靠闹铃才能叫醒,说明应该增加睡眠时间。如果是失眠导致睡眠不足,就要找出原因,是属于心理情绪方面的(比如忧虑过多或精神压力过重),还是用脑过度(比如看书学习时间过长),找出原因后对症解决,疲劳也就可以消除了。

五、护理小贴士

睡足睡好。合理安排饮食;摄入足量的维生素和铁质;寻找疲劳的潜在原因;积极锻炼身体,可以做做减压操。

减压操减轻疲劳感。

(1)第一节指甲摩头。两手示指、中指、无名指弯曲成45°,用指甲端往返按摩头部1~2分钟。可加强脑供血,强健脑细胞,促进入睡。

(2)第二节拇指搓耳。两手大拇指侧面紧贴前耳下端,自下而上,由前向后,用力搓摩双耳1~2分钟。可疏通经脉、清热安神,防止听力退化。

(3)第三节双掌搓面。两手掌面紧贴面部,以2次/秒的速度,用力缓缓搓面部所有部位1~2分钟。可疏通面部经脉,促睡防皱,缓解精神疲劳。

(4)第四节双掌搓肩。两手掌面以2次/秒的速度,用力搓摩颈肩肌群,重点在颈后脊柱两侧1~2分钟。可缓解疲劳,预防颈肩病变。

(5)第五节推摩胸背。两手掌大拇指侧以2次/秒的速度,自上而下用力推摩后背和前胸,重点在前胸和后腰,可疏通脏腑经脉。

(6)第六节掌推双腿。两手相对,紧贴下肢上端,以 1 次/秒的速度,由上而下顺推下肢 1 分钟,再以此方法顺推另一下肢 1 分钟。右脚掌心搓摩左脚背所有部位,再用左脚掌心搓摩右脚背所有部位,然后用右脚跟搓摩左脚心,再用左脚跟搓摩右脚心,共 2～3 分钟。此法可消除双足疲劳,贯通阴阳经脉。

(7) 第七节交换搓脚。右脚掌心搓摩左脚背所有部位,再用左脚掌心搓摩右脚背所有部位,然后用右脚跟搓摩左脚心,再用左脚跟搓摩右脚心,共 2～3 分钟。此法可消除双足疲劳,贯通阴阳经脉。

(8) 第八节叠掌摩腹。即两掌重叠紧贴腹部,以 1～2 次/秒的速度,持续环摩腹部所有部位,重点在脐部及周围,共 2～3 分钟。此法有强健脾胃、促进消化吸收功效。

9

肝炎

一、疾病简介

肝炎是肝脏炎症的统称。通常是指由多种致病因素,如病毒、细菌、寄生虫、化学毒物、药物、酒精、自身免疫因素等使肝脏细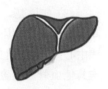胞受到破坏,肝脏的功能受到损害,引起身体一系列不适症状,以及肝功能指标的异常。需要注意的是,通常我们生活中所说的肝炎,多数指的是由甲型、乙型、丙型等肝炎病毒引起的病毒性肝炎。

二、常见病因

病毒、细菌、寄生虫感染,化学毒物、药物、酒精中毒,自身免疫因素等使肝脏细胞受到破坏,引起身体一系列不适症状,其中以病毒最为常见。病毒性肝炎有甲、乙、丙、丁、戊、庚型肝炎几种分型,常见的是甲、乙、丙型肝炎。甲型肝炎主要在发展中国家流行,特别是热带和亚热带地区呈地方性流行,发达国家仅少数散发病例。乙型肝炎分布于世界各地,一般呈散发性,无明显季节性,其流行因素除血源性传播外,母婴传播及医源性传播也是重要因素。

三、常见症状

（1）皮肤发黄。对于肝炎患者来说，出现眼睛和皮肤发黄的症状比较常见，慢性肝病患者若出现黄疸，表明病情加重。

（2）蜘蛛痣。跟蚊虫叮咬后的症状相似，中间有一红点，周围有血丝状，当用细棒一端压迫痣中心时，全痣消失，放开后又会出现，这一点可与其他血管痣相鉴别。

（3）肝掌。肝炎患者的手掌跟正常人有很大的区别，普通人的手掌颜色红润，而患有肝病的患者手掌心泛白无血色。

（4）肝区疼痛。当肝区产生疼痛症状时，一般代表病情加重，为了避免疼痛的进一步加剧，患者应及时的进行检查和治疗。

（5）食欲缺乏。常出现食欲缺乏、恶心、厌油、上腹部不适、腹胀等。原因是胆汁分泌减少，影响食物的消化和吸收。

（6）心慌。自觉症状以心慌或心前区疼痛为多，也有少数患者心电图发生异常，呈病毒性心肌炎改变。

（7）乏力。感觉体力不支，容易疲劳，其原因可能是肝功能受损，进食减少，食物消化吸收障碍，营养物质摄入不足。

（8）面色晦暗。与太阳晒黑的皮肤不同，该情况面部暗淡而无光泽度。另外，严重的黑眼圈都是慢性肝脏疾病的早期症状,其中大多数为慢性乙肝。

四、预防与治疗

1. 预防

（1）疫苗。肝炎能通过注射疫苗来预防,目前已经正式使用的肝炎疫苗为甲型肝炎与乙型肝炎的疫苗。丁型肝炎

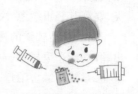

是继乙型肝炎后发生的肝炎,所以预防了乙型肝炎,也就预防了丁型肝炎。

（2）戒酒。戒酒是保肝的一大重要因素。

（3）限脂。可以通过控制饮食预防,如控制含糖类食品的摄入。另外还可以通过运动来消耗掉体内多余的脂肪。已经患了脂肪肝的人,如果能控制饮食、坚持体育锻炼,就能消耗体内热量,控制体重增长,而肥胖减轻之后,肝脏中的脂肪也会随之消退,肝功能恢复正常,不需药物治疗。

（3）清洁。由于甲型肝炎与戊型肝炎是经消化道传染的,所以预防的方法主要是:注意饮食卫生,饭前便后洗手,不喝生水,不食用不干净的瓜果、蔬菜等食品。

2. 治疗

对于病情较急、较重、传染性强的肝炎患者一定要及时入院救治;病情平稳、传染性小者可

以暂不入院。急性乙型、丙型和丁型肝炎如果不及时治疗,有可能转为慢性,一旦慢性化,其遗患无穷。所以应在急性阶段住院彻底治疗,使症状尽快得到控制,恢复肝脏功能,并使身体内环境很快稳定,早日清除病毒。对于已经慢性化的肝炎,要视其轻重缓急,决定是否入院治疗。

对于病情较重的慢性肝炎患者(临床症状突出、肝功能严重异常、黄疸明显)则需要住院进行全面、系统的综合治疗。肝硬化活动期,或伴有严重并发症如肝性脑病、消化道出血、腹水、腹腔感染等及急性重型肝炎、亚急性重型肝炎和慢性重症肝炎发病急、进展快、病情危急,一旦发现这样的可疑患者(主要表现为呕吐、腹胀、不思饮食、黄疸进行性加重、腹水或神志改变等),必须立刻住院观察。

五、护理小贴士

拒绝以下行为,保证肝脏健康。

(1)饮酒。酒精中的亚硝胺可使肝脂肪变性和致癌,肝炎患者应禁酒,以免肝脏受损。

(2)吸烟。烟草中含有多种有害物质,能阻碍肝脏功能恢复,因此肝炎患者应戒烟。

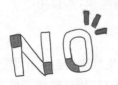

(3)恼怒。中医讲郁怒伤肝,肝气郁结不舒,易成积癖,因此恼怒会加重病情。

(4)过劳。过劳使肝

脏代谢负担加重,营养失调,加之肝功能失常,患者需多休息。

(5)焦虑。"忧伤肝,思伤脾",焦虑会加重脏器的压力,使大脑皮质高度紧张,对肝病康复极为不利。

(6)悲观。肝炎患者一旦对治疗失去信心,病情就会越发难以控制。因此,要乐观,豁达,增强信心。

(7)乱用补药。饮食平衡,是保持身体健康的基本条件,若滋补不当,打破平衡,会影响病情恢复,应慎用补药。

(8)生活不规律。"十分病,七分养",因此,充足的睡眠,合理的营养,规律的生活对肝炎患者的康复至关重要。

(9)滥用化学药物。"是药三分毒",药物对肝肾多损害,肝炎患者一定要在医生指导下合理用药。

(10)乱投医。不可轻信江湖游医,以免贻误病情。

10

胃炎

一、疾病简介

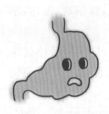

胃炎是各种原因引起的胃黏膜炎症,为最常见的消化系统疾病之一。按临床发病的缓急,一般可分为急性胃炎和慢性胃炎两大类型。不同病因引起的胃炎其病理改变亦不同,通常包括 3 个过程即上皮损伤、黏膜炎症反应和上皮再生。各型胃炎的诊断和鉴别诊断主要依据胃镜检查。

二、常见病因

1. 急性胃炎

(1)理化因素。浓茶、浓咖啡、辛辣食物、烈酒、过冷或过热食物、粗糙食物等均可损伤胃黏膜,破坏黏膜屏障导致胃黏膜炎症。非甾体类抗炎药如阿司匹林、吲哚美辛,某些抗生素,肾上腺皮质激素等药物不但可以刺激胃黏膜造成损伤,还会影响胃黏膜的修复而加重炎症。若吞服了某些强腐蚀剂,如硝酸、盐酸、硫酸、氢氧化钾、氢氧化钠等,可导致急性腐蚀性胃炎。

(2)生物因素。主要是各种致病菌及毒

素,如沙门菌、大肠杆菌、嗜盐菌以及金黄色葡萄球菌毒素和肉毒杆菌毒素等。进食受到细菌或毒素污染的食物,数小时后即可发生胃炎。化脓菌如 α-溶血性链球菌、金黄色葡萄球菌通过血液或淋巴播散至胃壁,可引起急性化脓性胃炎。

（3）其他。如全身感染、严重创伤、大手术、休克、情绪剧烈波动等应激状态。胃内异物、胃结石、胃区放射治疗均可导致本病。

2. 慢性胃炎

（1）生物因素。慢性胃炎的主要致病菌为幽门螺杆菌,90%以上的患者有幽门螺杆菌感染。

（2）免疫因素。部分慢性胃炎的发病与免疫因素有关,患者血清中能检测到壁细胞抗体。

（3）物理因素。如过冷、过热或粗糙食物,浓茶、浓咖啡、烈酒,辛辣刺激食物对胃黏膜的长期刺激,可导致胃黏膜反复损伤,引起慢性胃炎。

（4）化学因素。吸烟是慢性胃炎的发病原因之一,烟草中的尼古丁可影响胃黏膜血液循环,同时使幽门括约肌功能紊乱,造成胆汁反流。长期服用非甾体类抗炎药如阿司匹林、吲哚美辛等可破坏胃黏膜屏障。

（5）其他。年龄增长、营养不良、心力衰竭、肝硬化、糖尿病、甲状腺疾病等均与慢性胃炎的发病相关。

三、常见症状

1. 急性胃炎

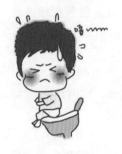

起病较急,临床症状轻重不一。最常见的为急性单纯性胃炎,主要表现为上腹痛、腹胀、嗳气、食欲缺乏、恶心、呕吐等。急性糜烂出血性胃炎可有呕血和黑便。急性化脓性胃炎则以全身败血症和急性腹膜炎为主要临床表现。急性腐蚀性胃炎症状最为明显,表现为吞服腐蚀剂后口腔、咽喉、胸骨后、上腹部的剧痛,伴恶心呕吐,甚至呕血。唇、口腔、咽喉黏膜可产生颜色不同的灼痂,有助于各种腐蚀剂的鉴别。

2. 慢性胃炎

不同类型胃炎的临床表现会有所不同,但症状缺乏特异性,且轻重程度与病变严重程度常不一致,部分患者可无症状。

(1)上腹痛或不适。大多数慢性胃炎患者有上腹痛或不适感。上腹痛多数无规律,与饮食无关。疼痛一般为弥漫性上腹部灼痛、隐痛、胀痛等。

(2)上腹胀和早饱。部分患者会感腹胀,尤其是餐后有明显的饱胀感。常常因为胃内潴留食物、排空延迟、消化不良所致。早饱是指有明显饥饿感但进食后不久就有饱感,进食量明显减少。

（3）嗳气、反酸、恶心。有嗳气，表明胃内气体增多，经食管排出，使上腹饱胀暂时缓解。反酸是由于胃酸分泌增多所致。

（4）其他。严重萎缩性胃炎患者可有消瘦、舌炎、腹泻；自身免疫性胃炎患者伴有贫血。

四、预防与治疗

1. 预防

慢性胃炎一旦患上就难以根治，所以，预防慢性胃炎的发生与发作比治疗更重要，预防慢性胃炎应做到下面几个原则。

（1）保持精神愉快。精神抑郁或过度紧张和疲劳，容易造成幽门括约肌功能紊乱，胆汁反流而发生慢性胃炎。

（2）应戒烟忌酒。烟草中的有害成分能促使胃酸分泌增加，对胃黏膜产生有害的刺激作用，过量吸烟会引起胆汁反流。过量饮酒或长期饮用烈性酒能使胃黏膜充血、水肿、甚至糜烂，慢性胃炎发生率明显增高。

（3）慎用、忌用对胃黏膜有损伤的药物。此类药物长期滥用会使胃黏膜受到损伤，从而引起慢性胃炎及溃疡。

（4）积极治疗口咽部感染灶，勿将痰液、鼻涕等带菌分泌物吞咽入胃导致慢性胃炎。

（5）应尽量避免过酸、过辣等刺激性食物及生冷不易消化的食物，饮食时要细嚼慢咽，使食物充分与唾液混合，有利于消化和减少胃部的刺激。饮食宜按时定量，营养丰富，多吃含维生素A、B族维生素、维生素C的食物。忌服浓茶、浓咖啡等有刺激性的饮料。

2. 治疗

1) 急性胃炎

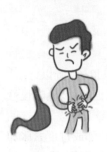

（1）一般治疗。卧床休息，清淡流质饮食或适当禁食。呕吐、腹泻明显者及时补充电解质和水。

（2）对症治疗。给予胃黏膜保护剂和抑酸剂；细菌感染者应给与抗生素。

（3）特殊处理。急性化脓性胃炎应及早给予大剂量敏感抗生素，病变局部形成脓肿而药物治疗无效时，可行手术治疗。吞服强酸、强碱所致的腐蚀性胃炎，可服牛奶、蛋清或其他液态黏膜保护剂，剧痛时可给予吗啡等镇痛药。

2) 慢性胃炎

（1）一般治疗。戒烟忌酒；避免使用损害胃黏膜的药物如阿司匹林、吲哚美辛、红霉素等；饮食宜规律，避免过热、过咸和辛辣食物；积极治疗慢性口、鼻、咽部感染病灶。

（2）药物治疗。保护胃黏膜药：常用的药物有枸橼酸铋钾、硫糖铝、氢氧化铝凝胶、胃膜素等。调整胃肠运动功能药物：上腹饱胀用多潘立酮等。抗生素：幽门螺杆菌阳性应服用抗生素,如克拉霉素、阿莫西林等。降低胃酸药物:如碱性制酸药碳酸氢钠、氢氧化铝;H_2 受体拮抗剂西咪替丁、雷尼替丁;质子泵抑制剂奥美拉唑、拉索拉唑等。其他对症治疗药:可用助消化药,如胰酶、酵母片、乳酶生、二甲硅油片等。防止胆汁反流可服铝碳酸镁、考来烯胺。

五、护理小贴士

1. 日常护理

(1) 提供良好的生活环境,减少活动,保证充足的睡眠。急性应激导致出血的患者嘱其卧床休息,避免病情加重。

(2) 消除思想顾虑,保持轻松愉悦的心情,有利于促进疾病康复。

(3) 避免使用非甾体类抗炎药。

(4) 定期复查,如有疼痛持续不缓解、排黑便等应立即就诊。

2. 饮食调理

(1) 养成良好的进食习惯,少量多餐、定时定量、细嚼慢咽,避免摄入粗糙、过咸、过甜、过辣的刺激性食物和饮料,戒除烟酒。制订饮食计划,以高热量、高蛋白、高维生素、易消化的饮食为主。

(2) 改善烹饪技术,粗粮细做,软硬适中,使食物色、香、味俱全,增进患者食欲。根据病情选择适宜的食物。

(3) 应尽量避免过酸、过辣等刺激性食物及生冷不易消化的食物。

11

胃溃疡

一、疾病简介

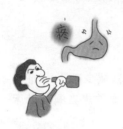

溃疡病是一种常见的消化道疾病,可发生于食管、胃或十二指肠,由于胃溃疡和十二指肠溃疡的病因和临床症状有许多相似之处,有时难以区分是胃溃疡还是十二指肠溃疡,因此往往诊断为消化性溃疡,或胃、十二指肠溃疡。如果能明确溃疡在胃或十二指肠,那就可直接诊断为胃溃疡或十二指肠溃疡。

二、常见病因

(1) 幽门螺杆菌感染。大量研究充分证明,幽门螺杆菌感染是消化性溃疡的主要原因。

(2) 药物及饮食因素。长期服用阿司匹林、皮质类固醇等药物易导致此病发生。此外长期吸烟,长期饮酒和饮用浓茶、咖啡似亦有一定关系。易致胃溃疡的药品:各种阿司匹林制剂、激素替代药、解热镇痛药、治疗冠心病的药物、消炎药、抗癌药等。

(3) 胃酸和胃蛋白酶。消化性溃疡的最终形

社会工作者健康锦囊

成是由于胃酸/胃蛋白酶自身消化所致,胃酸分泌增多是溃疡发生的决定性因素。

（4）应激精神因素。各种原因导致的急性状态可引起应激性溃疡。长期精神紧张、焦虑或情绪波动的人易患消化性溃疡。

（5）遗传因素。在一些临床罕见的遗传综合征中,如多发性内分泌腺腺瘤Ⅰ型、系统性肥大细胞增多症等,消化性溃疡为其临床表现之一。

（6）胃运动异常。部分胃溃疡患者存在胃运动障碍,如胃排空延缓所致胃酸分泌增加和十二指肠-胃反流所致胆汁、胰液和溶血卵磷脂对胃黏膜的损伤。

三、常见症状

上腹部疼痛是本病的主要症状。多位于上腹部,也可出现在左上腹部或胸骨、剑突后。常呈隐痛、钝痛、胀痛、烧灼样痛。胃溃疡的疼痛多在餐后1小时内出现,经1～2小时后逐渐缓解,直至下餐进食后再复现上述节律;十二指肠溃疡常表现为"空腹痛"和"夜间痛",进食后疼痛缓解的特点。部分患者可无症状,或以出血、穿孔等并发症作为首发症状。

四、预防与治疗

1. 预防

胃溃疡、胃痛问题一直困扰着许多人,胃溃疡之所以高发,和饮食习惯有很大关系,因此预防胃溃疡也应从饮食入手。

（1）预防胃溃疡首先要杜绝刺激的不易消化的食物，烈酒、浓茶和腌制品、辣椒、醋等都应少食用，避免其对胃造成伤害。

（2）选择容易消化的食物来预防胃溃疡。尽量选择可以减轻胃肠负担的流质或半流质、易消化、富有营养的食物，积极防治胃溃疡。

（3）多吃些有利于溃疡面愈合的食物，如新鲜蔬菜、水果、牛奶等。

（4）养成良好的饮食习惯。要坚持一日三餐，定时定量，细嚼慢咽，还要避免饥一顿饱一顿及睡前进食，否则可刺激胃酸分泌，使胃黏膜充血水肿、糜烂出血，导致胃溃疡反复发作。

2. 治疗

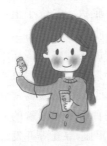

一般按消化性溃疡的治疗原则用药，首先应用减少损害因素的药物：如制酸剂、抗胆碱能药物、H_2 受体拮抗药、丙谷胺、前列腺素 E_2 的合成剂及奥美拉唑等，同时给予胃黏膜保护的药物：如硫糖铝、铋剂、甘珀酸（生胃酮）等。彻底根除幽门螺杆菌（*Helicobacter Pylori*，Hp），因为目前认为 Hp 感染与本病有一定关系，所以要积极治疗。

五、护理小贴士

得了胃病饮食上要注意以下 13 条原则。

（1）少吃油炸食物。因为这类食物不容易消化，会加重消化道负担，多吃会引起消化不良，还会使血脂增高，对健康不利。

（2）少吃腌制食物。这些食物中含有较多的盐分及某些可致癌物，不宜多吃。

（3）少吃生冷、刺激性食物。生冷和刺激性强的食物对消化道黏膜具有较强的刺激作用，容易引起腹泻或消化道炎症。

（4）规律饮食。研究表明，有规律地进餐，定时定量，可形成条件反射，有助于消化腺的分泌，更利于消化。

（5）定时定量。要做到每餐食量适度，每日三餐定时。

（6）温度适宜。饮食的温度应以"不烫不凉"为度。

（7）细嚼慢咽。以减轻胃肠负担。对食物充分咀嚼次数愈多，随之分泌的唾液也愈多，对胃黏膜有保护作用。

（8）饮水择时。最佳的饮水时间是晨起空腹时及每次进餐前1小时，餐后立即饮水会稀释胃液，用汤泡饭也会影响食物的消化。

（9）注意防寒。胃部受凉后会使胃的功能受损，故要注意胃部保暖不要受寒。

（10）避免刺激。不吸烟，因为吸烟使胃部血管收缩，影响胃壁细胞的血液供应，使胃黏膜抵抗力降低而诱发胃病。应少饮酒，少吃辣椒、胡椒等辛辣食物。

（11）补充维生素 C。维生素 C 对胃有保护作用，胃液中保持正常的维生素 C 的含量，能有效发挥胃的功能，保护胃部和增强胃的抗病能力。因此，要多吃富含维生素 C 的蔬菜和水果。

（12）戒酸性食物。酸度较高的水果，如凤梨、柳橙、橘子等，于饭后摄食，对溃疡的患者不会有太大的刺激，所以并不一定要禁止食用。

（13）戒产气性食物。有些食物容易产气，使患者有饱胀感，应避免摄食；但食物是否会产气而引起不适，因人而异，可依个人的经验决定是否应摄食。

社会工作者健康锦囊

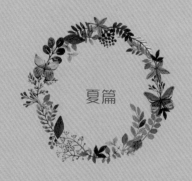

夏篇

清新、健康的笑
犹如夏天的一阵大雨
荡涤了人们心灵上的污泥
灰尘及所有的污垢
显现出善良与光明
　　　——高尔基

12

中暑

一、疾病简介

中暑是指长时间暴露在高温环境中或在炎热环境中进行体力活动引起机体体温调节功能紊乱所致的一组临床综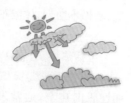合征，以高热、皮肤干燥以及中枢神经系统症状为特征。核心体温达 41℃是预后严重不良的指征，体温超过 40℃的严重中暑病死率为 41.7%，若超过 42℃，病死率为 81.3%。

二、常见病因

（1）环境因素。在高温作业的车间工作，如果再加上通风差，则极易发生中暑；农业及露天作业时，受阳光直接暴晒，再加上大地受阳光的暴晒，使大气温度再度升高，使人的脑膜充血，大脑皮质缺血而引起中暑，空气中相对湿度的增强易诱发中暑。

（2）个人体质因素。在公共场所，人群拥挤，产热集中，散热困难，中暑衰竭主要因周围循环不足，引起虚脱或短暂晕厥。

三、常见症状

中暑分为先兆中暑、轻症中暑、重症中暑。

1. 先兆中暑、轻症中暑

口渴、食欲不振、头痛、头昏、多汗、疲乏、虚弱,恶心及呕吐,心悸、脸色干红或苍白,注意力涣散、动作不协调,体温正常或升高等。

2. 重症中暑

包括热痉挛、热衰竭和热射病。

(1)热痉挛是突然发生的活动中或者活动后痛性肌肉痉挛,通常发生在下肢背面的肌肉群(腓肠肌和跟腱),也可以发生在腹部。肌肉痉挛可能与严重体钠缺失(大量出汗和饮用低张液体)和过度通气有关。

(2)热衰竭是由于大量出汗导致体液和体盐丢失过多,常发生在炎热环境中工作或者运动而没有补充足够水分的人中,也发生于不适应高温潮湿环境的人中,其征象为:大汗、极度口渴、乏力、头痛、恶心呕吐,体温高,可有明显脱水征如心动过速、直立性低血压或晕厥,无明显中枢神经系统损伤表现。热衰竭可以是热痉挛和热射病的中介过程,治疗不及时,可发展为热射病。

(3)热射病是一种致命性急症,临床上分为两种类型:劳力性和非劳力性热射病。①劳力性者主要是在高温环境下内源性产热过多(如炎热天气中长距离的跑步者),它可以迅速发生;②非劳力性主要是在高温环境下体温调节功能障碍引起散热减少(如在热浪袭击期间生活环境中没有空调的老年人),它可以在数天之内发生。其征象为:高热(直肠温度≥41℃)、皮肤干燥(早期可以湿润),意识模糊、惊厥、甚至无反应,周围循环衰竭或休克。此外,劳力性者更易发生横纹肌溶解、急性肾衰竭、肝衰竭、弥散性血管内凝血(DIC)或多器官功能衰竭,病死率较高。

四、预防与治疗

1. 预防

(1)饮水。首先应注意补充水分。夏季人体水分挥发较多,不能等渴了再喝水,那时身体已是缺水状态。另外,身体中的一些微量元素会随着水分的蒸发被带走,应适当喝一些盐水。

(2)食物。要补充足够的蛋白质,如鱼、肉、蛋、奶和豆类;另外,还应多吃能预防中暑的新鲜蔬果,如西红柿、西瓜、苦瓜等。大量吃冷饮容易中暑,因为人体局部的温度突然降低会影响到各系统功能的正常运行。

(3)外出。出门记得要备好防晒用具,最好不要在上午10:00至下午16:00在烈日下行走。如果此时必须外出,一定要戴遮阳帽、戴太阳镜、涂抹防晒霜,带上充足的水。此外,防暑降温药品,如十滴水、人丹、藿香正气水等一定要备在身

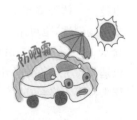

边。外出时的衣服尽量选用棉、麻、丝类的织物，少穿化纤类的衣服，以免大量出汗时不能及时散热。

（4）睡眠。高温天气体力消耗也大，容易感到疲劳。充足的睡眠，可使大脑和身体各系统都得到放松，有助预防中暑。睡眠时注意不要躺在空调的出风口和电风扇下，以免患上空调病和热伤风。

2. 治疗

（1）停止活动并在凉爽、通风的环境中休息。脱去多余的或者紧身的衣服。如果患者有反应并且没有恶心呕吐，给患者喝水或者运动饮料。也可服用人丹、十滴水、藿香正气水等中药。

（2）让患者躺下，抬高下肢 15～30 cm。用湿的凉毛巾放置于患者的头部和躯干部以降温，或将冰袋置于患者的腋下、颈侧和腹股沟处。如果30 分钟内患者情况没有改善，寻求医学救助。如果患者没有反应，开放气道，检查呼吸并给予适当处置。

（3）对于重症高热患者，降温速度决定预后。体温越高，持续时间越长，组织损害越严重，预后也越差。体外降温无效者，用 4℃冰盐水进行胃或直肠灌洗，也可用 4℃的 5‰葡萄糖盐水或生理盐水 1 000～2 000 ml 静脉滴注，既有降温作用，也适当扩充容量，但开始速度宜慢，以免引起心律失常等不良反应。

五、护理小贴士

1. 中暑了怎么办？

（1）一旦出现中暑症状，应立即停下正在做的事情，找一个阴凉处坐下休息；同时补充水分，小口慢饮。解开领口扣子、领带等，保持身体周围通风，并涂抹或服用解暑药物；经过一段时间休息后，若症状不减反增，应及时就医。

（2）一旦周围有人发生中暑，应当立即将患者移到阴凉处，并保持周围通风；解开衣扣，用各种方法帮助身体散热；帮助服用解暑药物，如果症状没有减轻，应立即拨打救助电话。

2. 五大食品战高温

（1）哈密瓜。瓜类都含有丰富的钾，但哈密瓜的钾含量是西瓜的 3 倍！哈密瓜瓜瓢的橙黄色源于胡萝卜素，这是一种强大的抗氧化剂，可以帮助抵抗烈日危害。

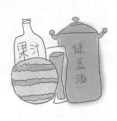

（2）浆果类。甘甜可口的浆果类水果富含与阿司匹林成分相近的物质，可起到消炎作用，能有效减轻日灼带来的伤害。此外，它们还是抗氧化剂维生素 C 的主要来源。葡萄、香蕉、番茄、柑橘等都是常见的浆果种类，适合在夏季食用。

（3）菠菜。多叶的菠菜富含水分和大量镁。菠菜的绿色来自于叶黄素，能使皮肤和眼睛免受烈日危害。

（4）红辣椒。富含维生素 C 的辣椒能有效促进汗液排放，起到降温作用，大蒜和生姜也会起到类似的作用。

（5）运动型饮料。在湿热环境下进行运动，运动型饮料也许是一种较好的选择。它能帮助您补充有价值的矿物质，并增进人体对液体的吸收。

13

光敏性皮炎

一、疾病简介

光敏性皮炎是由于患者对紫外线过敏所致，仅见于少数人，患者通常在日晒后 1～2 天后发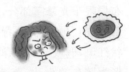病，皮疹多发于面部、颈部和颈前"V"形区、手背及上肢伸侧，表现为小丘疹、小水泡、自觉瘙痒，如不积极治疗，可形成慢性光敏性皮肤病。

二、常见病因

光敏性皮炎是指暴露于某些外来的光敏物和光线后发生的皮肤反应，常见的可引起皮肤光敏反应的药有：噻嗪类利尿剂、氯丙嗪、非甾体抗炎药、四环素磺胺类药物、萘啶酸、乙胺碘呋酮、奎宁和奎尼丁、呋塞米（速尿）等。药物所致的光敏性皮炎在临床上常被误诊为一般的皮炎或晒斑，应引起重视。

光敏性皮炎最常由化妆品中含的香料引起。例如，香皂、洗面奶、沐浴露等都含有多种复杂的香料成分，它们在洗浴时渗入皮肤，在散射阳光的作用下，使某些人的皮肤发生过敏性反应。光敏性皮炎患者只要坚持用凉水或温水冲澡，不在皮肤上用任何清洁护肤品，就可缓解光敏性皮炎病情、防止复发。

三、常见症状

光敏性皮炎所致的皮肤损害形态多种多样，可表现为水肿性红斑、丘疹、斑块、结节、皮损的分布局限于光暴露部分，如头部（头发稀疏者）、双额部、耳前、颈后部、手背等边界较清楚的部位，表皮状红斑，偶或斑丘疹、淡红、鲜红或暗红色各异，轻者为散在的小片，重者可融合成大片，伴或不伴水肿，随病情可伴脱屑和色素沉着，所有患者均有不同程度痒或灼热感。

四、预防与治疗

1. 预防

任何人接受过量紫外线，都可能会出现光敏性皮炎，它与人体自身的免疫系统无关，大多是由于中波紫外线（UVB）引起的。生活中有些东西可能会加大人体对于紫外线的吸收，应该尽量避免，比如，煤焦油它其中含有 25 种已知的光毒性物质，一些劣质的香水，口红等化妆品也是光毒性皮炎的一个重要导致物。特别是一些防晒品也有引起光毒性皮炎的可能性，一定要谨慎选择。

2. 治疗

（1）正规避光。对日光特别敏感的患者应避免暴晒。外出使用遮光剂，适量参加户外活动。

（2）外用药物。炉甘石洗剂、3％硼酸溶液、40％氧化锌油、铝锌糊、二氧化钛。

（3）内服药物。抗组胺药、糖皮质激素、抗疟药、免疫抑制剂、抗氧化剂、非甾体抗炎药、光疗及光化学疗法、丙种球蛋白、亚氨基吩嗪染料药。

五、护理小贴士

（1）夏天应预防光敏性皮炎。尽量避免较长时间或短期大剂量外用皮质激素类药物，目前中药类保肤霜克服了这一弊端。

（2）夏季是皮肤病原体的多发季节，人们从事户外活动时应当做好防护工作，戴太阳帽、穿长衣长裤、打遮阳伞等。如果症状明显，可以服用一些抗过敏性药物。还有一些人在大量食用一些蔬菜，如芹菜、油菜、菠菜、白菜后，接受光照的情况下也容易引起光敏性皮炎，如果出现这种情况，应及时到正规医院的皮肤科就诊，以免因蔬菜农药的残留物引起皮肤病，吃蔬菜水果时一定要先冲洗几遍，再浸泡一段时间，将水倒掉，冲洗后再吃。

（3）患者可在痒感较重的患处作冷敷：取半盆冷水，将毛巾浸湿，叠成4层，然后将毛巾挤成半干，紧敷痒处。每3分钟清洗一次，数次后即可止痒。再痒再敷，数日之后终可自

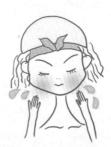

愈。有的人反其道而行之，不仅频频用皂类清洗，而且涂用含有"松"类激素的止痒药物，常使病情顽固不愈，年年复发，得不偿失。

14

急性胰腺炎

一、疾病简介

急性胰腺炎是多种病因导致胰酶在胰腺内被激活后引起胰腺组织自身消化、水肿、出血甚至坏死的炎症反应。临床以急性上腹痛、恶心、呕吐、发热和血胰酶增高等为特点。病变程度轻重不等，轻者以胰腺水肿为主，临床多见，病情常呈自限性，预后良好，又称为轻症急性胰腺炎。少数重者的胰腺出血坏死，常继发感染、腹膜炎和休克等，病死率高，称为重症急性胰腺炎。

二、常见病因

本病病因迄今仍不十分明了，胰腺炎的病因与过多饮酒、胆管内的胆结石等有关。

（1）梗阻因素。由于胆道蛔虫、十二指肠乳头缩窄等导致胆汁反流，如胆管下端明显梗阻，胆道内压力甚高，高压的胆汁逆流胰管，造成胰腺腺泡破裂，胰酶进入胰腺间质而发生胰腺炎。

（2）酒精因素。大量饮酒和暴食促进胰酶的大量分泌，致使胰腺管内压力骤然上升，引起胰腺泡破裂，胰酶进入腺泡之间的间质而促发急性胰腺炎。

（3）血管因素。胰腺的小动脉或静脉急性栓塞、梗阻，发生胰腺急性血循环障碍而导致急性胰腺炎；另一个因素是建立在胰管梗阻的基础上，当胰管梗阻后，胰管内高压，则将胰酶被动性的"渗入"间质。

（4）外伤。胰腺外伤使胰腺管破裂、胰腺液外溢以及外伤后血液供应不足，导致发生急性重型胰腺炎。

（5）感染因素。急性胰腺炎也可以因各种细菌感染和病毒感染，通过血液或淋巴进入胰腺组织而引起。

（6）代谢性疾病。可与高钙血症、高脂血症等病症有关。

三、常见症状

急性水肿型胰腺炎主要症状为腹痛、恶心、呕吐、发热，而出血坏死型胰腺炎可出现休克、高热、黄疸、腹胀以至肠麻痹、腹膜刺激征以及皮下出现瘀斑等。

（1）腹痛。为最早出现的症状，往往在暴饮

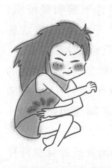

暴食或极度疲劳之后发生，多为突然发作，位于上腹正中或偏左。疼痛为持续性进行性加重，似刀割样。疼痛向背部、肋部放射。若为出血坏死性胰腺炎，发病后短暂时间内即为全腹痛、急剧腹胀，同时很快即出现轻重

不等的休克。

（2）恶心、呕吐。发作频繁，起初为进入食物胆汁样物，病情进行性加重，很快即进入肠麻痹，则吐出物为粪样。

（3）黄疸、脱水。

（4）体温升高。轻型胰腺炎，一般体温在39℃以内，3～5天即可下降。而重型胰腺炎，则体温常在39～40℃，常出现谵妄，持续数周不退，并出现毒血症的表现。

（5）局部皮肤呈青紫色。有的可融成大片状，在腰部前下腹壁，亦可在脐周出现。

（6）上腹隆起性包块。触之有压痛，往往包块的边界不清。

四、预防与治疗

1. 预防

急性胰腺炎常见诱因为胆源性、酒精性，但近年来高甘油三酯血症诱发的急性胰腺炎发病率逐渐增多，对急性胰腺炎而言，预防远胜于治疗，而高甘油三酯血症诱发的急性胰腺炎，完全可以通过合理措施加以预防。

（1）减体重。如果体重超重或肥胖者，必须减轻体重的5％～10％，方能解决高甘油三酯血症的问题。

（2）管住嘴。血脂水平和晚餐高脂饮食有密切关系。晚餐宜清淡少油，主食减少二成，少量饮酒可降低甘油三酯。孕妇要在孕期检查血脂，一且发现升高,要通过控制饮食降脂。

(3)避免或消除胆道疾病。如预防肠道蛔虫,及时治疗胆道结石以及避免引起胆道疾病急性发作。

(4)限酒。酗酒者由于慢性酒精中毒和营养不良而致肝、胰等器官受到损害,抗感染能力下降。在此基础上,可因一次酗酒而致急性胰腺炎,所以不要大量饮酒也是预防方法之一。

(5)运动。运动可通过消耗代谢甘油三酯提供能量,使甘油三酯水平下降,尤其是晚餐后的运动更显重要。

(6)其他。如感染、糖尿病、情绪及药物都可引起。

2. 治疗

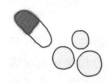

(1)非手术治疗。防治休克,改善微循环、解痉、止痛,抑制胰酶分泌,抗感染,营养支持,预防并发症的发生,加强重症监护的一些措施等。①防治休克改善微循环:应积极补充液体、电解质和热量,以维持循环的稳定和水电解质平衡。②抑制胰腺分泌:H_2受体阻断剂、抑肽酶、氟尿嘧啶、禁食和胃肠减压。③解痉止痛:应定时给以止痛剂,传统方法是静脉内滴注0.1%的普鲁卡因用以静脉封闭。禁用吗啡,以免引起Oddi括约肌痉挛。④营养支持:急性重型胰腺炎时,机体的分解代谢高、炎性渗出、长期禁食、高热等,患者处于负氮平衡及低血蛋白症,故需营养支持,而在给予营养支持的同时,又要使胰腺不分泌或少分泌。⑤抗生素的应用:急性水肿性胰腺炎,作为预防继发感染,应合理使用一定量的抗生素。

(2)手术治疗。虽有局限性区域性胰腺坏死、渗出,若无感染而全身中毒症状不十分严重的患者,不必急于手术。若有感染则应予以相应的手术治疗。

五、护理小贴士

急性胰腺炎患者治疗出院的恢复、调理、随访非常重要。

(1)预防病因。在我国大多数急性胰腺炎由胆道疾病引起,因此待急性胰腺炎病情稳定、患者全身情况逐渐好转后,即应积极治疗胆道结石。酒精性胰腺炎患者,首要的是禁酒。暴饮暴食导致胰腺炎者,应避免重蹈覆辙。高脂血症引起的胰腺炎者,应长期服降脂药,并摄入低脂、清淡饮食。

(2)定期随访,防止并发症。胰腺炎恢复期,炎症只是局限,而炎性渗出物往往需要 3～6 个月才能完全被吸收。在此期间,有一些患者可能会出现胰腺囊肿、胰瘘等并发症。如果患者发现腹部肿块不断增大,并出现腹痛、腹胀、呕血、呕吐等症状,则需及时就医。

(3)加强营养促进恢复。如果胰腺的外分泌功能无明显损害,可以进食以碳水化合物及蛋白质为主的实物,减少脂肪的摄入,特别是动物脂肪。如胰腺外分泌功能受损,则可在胰腺制剂的辅助下适当的加强营养。

(4)定时监测血糖和尿糖。如果行胰腺全切术,需终身注射胰岛素。此外,还要严格控制主食的摄入量,不吃或少吃含糖量较高的水果,多进食蔬菜,注意适度锻炼等。

15

便秘

一、疾病简介

便秘是临床常见的复杂症状，而不是一种疾病，主要是指排便次数减少、粪便量减少、粪便干结、排便费力等。必须结合粪便的性状、个人平时排便习惯和 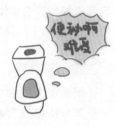 排便有无困难做出有无便秘的判断。如超过6个月即为慢性便秘。

二、常见病因

便秘从病因上可分为器质性和功能性两类。

（1）肠管器质性病变。肿瘤、炎症或其他原因引起的肠腔狭窄或梗阻。直肠、肛门病变：直肠内脱垂、痔疮、直肠前膨出、耻骨直肠肌肥厚、耻直分离、盆底病等。内分泌或代谢性疾病、神经系统疾病、肠管平滑肌或神经源性病变、结肠神经肌肉病变、药物性因素等。

（2）功能性便秘病因尚不明确，其发生与多种因素有关，包括：①进食量少或食物缺乏纤维素或水分不足，对结肠运动的刺激减少。②因工作紧张、生活节奏过快、工作性质和时间变化、精神心理因素等干扰了正常的排便习惯。③结肠运动功能紊乱所致,常见于肠易激综合征,系由结肠及乙状结肠痉挛引起,除便秘外同时具有腹痛或腹胀,部分患者可表现为便秘与腹泻交替。④腹肌及盆腔肌张力不足,排便推动力不足,难于将粪便排出体外。⑤滥用泻药,形成药物依赖,造成便秘。⑥老年体弱、活动过少、肠痉挛导致排便困难,或由于结肠冗长所致。

三、常见症状

便秘在人群中的患病率高达 27%,但只有一小部分便秘者会就诊。便秘可以影响各年龄段的人。女性多于男性,老年多于青壮年。因便秘发病率高、病因复杂,患者常有许多苦恼,便秘严重时会影响生活质量。便秘常表现为:便意少,便次也少;排便艰难、费力;排便不畅;大便干结、硬便,排便不净感;便秘伴有腹痛或腹部不适。部分患者还伴有失眠、烦躁、多梦、抑郁、焦虑等精神心理障碍。由于便秘是一种较为普遍的症状,症状轻重不一,大部分人常常不去特殊理会,认为便秘不是病,不用治疗,但实际上便秘的危害很大。便秘的“报警”征象包括便血、贫血、消瘦、发热、黑便、腹痛等和肿瘤家族史。如果出现报警征象应马上去医院就诊,做进一步检查。

四、预防与治疗

1. 预防

（1）避免进食过少或食品过于精细、缺乏残渣、对结肠运动的刺激减少。

（2）避免排便习惯受到干扰。由于精神因素、生活规律的改变、长途旅行过度疲劳等未能及时排便的情况下，易引起便秘。

（3）避免滥用泻药。滥用泻药会使肠道的敏感性减弱，形成对某些泻药的依赖性，造成便秘。

（4）合理安排生活和工作，做到劳逸结合。适当的文体活动，特别是腹肌的锻炼有利于胃肠功能的改善，对于久坐少动和精神高度集中的脑力劳动者更为重要。

（5）养成良好的排便习惯，每日定时排便，形成条件反射，建立良好的排便规律。有便意时不要忽视，及时排便。排便的环境和姿势尽量方便，免得抑制便意、破坏排便习惯。

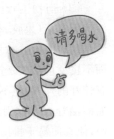

（6）建议患者每天至少喝 6 杯 250 ml 的水，进行中等强度的锻炼，并养成定时排便的习惯（每天 2 次，每次 15 分钟）。睡醒及餐后结肠的动作电位活动增强，将粪便向结肠远端推进，故晨起及餐后是最易排便的时间。

（7）及时治疗肛裂、肛周感染、子宫附件炎等疾病,泻药应用要谨慎,不要使用洗肠等强烈刺激方法。

2. 治疗

便秘患者首先需要排除器质性疾病所导致的便秘,然后根据便秘轻重、病因和类型,采用综合治疗,包括一般生活治疗、药物治疗、生物反馈训练和手术治疗等,以恢复正常排便生理。

(1)一般生活治疗。重视生活治疗,加强对患者的教育,采取合理的饮食习惯,如增加膳食纤维含量,增加饮水量以加强对结肠的刺激,并养成良好的排便习惯,如晨起排便、有便意及时排便,避免用力排便,同时应增加活动。治疗时应注意清除远端直肠内过多的积粪;需积极调整心态,这些对获得有效治疗均极为重要。

(2)药物治疗。①容积性泻剂,主要包括可溶性纤维素(果胶、车前草、燕麦麸等)和不可溶性纤维(植物纤维、木质素等)。容积性泻剂起效慢而不良反应小、安全,故对妊娠便秘或轻症便秘有较好的疗效,但不适于作为暂时性便秘的迅速通便治疗。②润滑性泻剂,能润滑肠壁,软化大便,使粪便易于排出,使用方便,如开塞露、矿物油或液状石蜡。③渗透性泻剂,常用的药物有乳果糖、山梨醇、聚乙二醇4 000等。适用于粪块嵌塞或作为慢性便秘者的临时治疗措施,是对容积性轻泻剂疗效差的便秘患者的较好选择。④刺激性泻剂,包括含蒽醌类的植物性泻药(大黄、番泻叶、芦荟)、酚酞、蓖麻油、双醋酚汀等。刺激性泻剂应在容积性泻剂和盐类泻剂无效时才使用,有的较为强烈,不适于长期使用。促动力剂,莫沙必利、伊托必利有促胃肠动力作用,普卢卡比利可选择性作用于结肠,可根据情况选用。

(3)器械辅助。如果粪便硬结,停滞在直肠内近肛门口处或患者年老体弱、排便动力较差或缺乏者,可用结肠水疗或清洁灌肠的方法。

(4)生物反馈疗法。可用于直肠肛门、盆底肌功能紊乱的便秘患者,其长期疗效较好。生物反馈治疗可训练患者在排便时松弛盆底肌肉,使排便时腹肌、盆底肌群活动协调;而对便意阈值异常的患者,应重视对排便反射的重建和调整对便意感知的训练。

(5)认知疗法。重度便秘患者常有焦虑甚至抑郁等心理因素或障碍的表现,应予以认知疗法,使患者消除紧张情绪,必要时进行抗抑郁、抗焦虑治疗,并请心理专科医师协助诊治。

(6)手术治疗。对严重顽固性便秘上述所有治疗均无效,若为结肠传输功能障碍型便秘、病情严重者可考虑手术治疗,但手术的远期效果仍存在争议,病例选择一定要慎重。

五、护理小贴士

(1)减轻患者的心理不安和恐惧,予以安慰和鼓励,使其树立康复的信心。

(2)要多喝开水,每日晨起可喝一杯温开水,以湿滑肠道。如无禁忌,每天至少摄入 2 000 ml

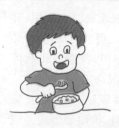

液体。多吃富含纤维素的食物,如麦类、豆类、蔬菜、水果等。

(3) 观察患者的排便状况、粪便的性质及量,积极寻找引起便秘的原因。

(4) 指导患者做适当活动,如腹部按摩,练腹肌和肛提肌的仰卧起坐运动等。

(5) 培养定时排便的习惯,即使无便意,也应坚持定时去厕所蹲 10～20 分钟,日久即可建立定时排便习惯。

(6) 其他对症处理,如局部(腹部)热敷、应用缓泻剂、灌肠、栓剂及徒手掏便等手段可协助通便。

16

胆囊炎

一、疾病简介

胆囊炎是较常见的疾病,发病率较高。根据其临床表现和临床经过,又可分为急性和慢性两种类型,常与胆石症合并存在。右上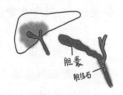腹剧痛或绞痛,多见于结石或寄生虫嵌顿梗阻胆囊颈部所致的急性胆囊炎,疼痛常突然发作,十分剧烈,或呈绞痛样。胆囊管非梗阻性急性胆囊炎时,右上腹疼痛一般不剧烈,多为持续性胀痛,随着胆囊炎症的进展,疼痛亦可加重,疼痛呈放射性,最常见的放射部位是右肩部和右肩胛骨下角等处。

二、常见病因

胆囊内结石突然梗阻或嵌顿胆囊管导致急性胆囊炎,胆囊管扭转、狭窄和胆道蛔虫或胆道肿瘤阻塞也可引起急性胆囊炎。此外,增龄老化过程中,胆囊壁逐渐变得肥厚或萎缩,收缩功能减退,造成胆汁淤滞、浓缩并形成胆酸盐;胆总管末端及 Oddi 括约肌变得松弛,容易发生逆行性感染。胆囊管或胆囊颈梗阻后,胆囊内淤滞的胆汁浓缩形成胆酸盐，后者刺激胆囊黏膜引起化学性胆囊炎（早期）；与此同时胆汁潴留使胆囊内压力不断增高，膨胀的胆囊首先影响胆囊壁的静脉和淋巴回流，胆囊出现充血水肿，当胆囊内压进一步升高时，胆囊壁动脉血流阻断，胆囊发生缺血性损伤，缺血的胆囊容易继发细菌感染，加重胆囊炎进程，最终并发胆囊坏疽或穿孔。

三、常见症状

1. 急性胆囊炎

临床表现和急性无结石性胆囊炎基本相同。

1）症状

（1）疼痛。右上腹剧痛或绞痛，多为结石或寄生虫嵌顿梗阻胆囊颈部所致的急性胆囊炎；疼痛常突然发作，十分剧烈，或呈绞痛样，多发生在进食高脂食物后，多发生在夜间；右上腹一般性疼痛，见于胆囊管非梗阻性急性胆囊炎时，疼痛一般不剧烈，多为持续性胀痛，随着胆囊炎症的进展，疼痛亦可加重，呈放射性，最常见的放射部位是右肩部和右肩胛骨下角等处。

（2）恶心、呕吐。是最常见的症状，如恶心、呕吐顽固或频繁，可造成脱水，虚脱和电解质紊乱，多见于结石或蛔虫梗阻胆囊管时。

（3）畏寒、寒战、发热。轻症病例常有畏寒和低热；重症病例则可有寒战和高热，热度可达39℃以上，并可出现谵语、谵妄等精神症状。

（4）黄疸。较少见，如有黄疸一般程度较轻，表示感染经淋巴管蔓延到了肝脏,造成了肝损害,或炎症已侵犯胆总管。

2)主要体征

(1)腹部检查可见右上腹部及上腹中部腹肌紧张、压痛、反跳痛,Murphy征阳性。

(2)伴胆囊积脓或胆囊周围脓肿者,于右上腹可扪及有压痛的包块或明显肿大的胆囊。

(3)当腹部压痛及腹肌紧张扩展到腹部其他区域或全腹时,则提示胆囊穿孔,或有急性腹膜炎。

(4)部分人因胆囊管周围性水肿、胆石压迫及胆囊周围炎造成肝脏损害,或炎症累及胆总管,造成Oddi括约肌痉挛和水肿、导致胆汁排出障碍,可出现轻度黄疸。如黄疸明显加深,则表示胆总管伴结石梗阻或并发胆总管炎的可能。

(5)严重病例可出现周围循环衰竭征象。血压常偏低,甚至可发生感染性休克,此种情况尤易见于化脓坏疽型重症病例时。

2. 慢性胆囊炎

1)症状

持续性右上腹钝痛或不适感;有恶心、嗳气、反酸、腹胀和胃部灼热等消化不良症状;右下肩胛区疼痛;进食高脂或油腻食物后症状加重;病程长,病情经过有急性发作和缓解相交

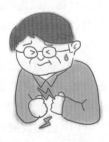

替的特点,急性发作时与急性胆囊炎症状同,缓解期有时可无任何症状。

2) 体征

胆囊区可有轻度压痛和叩击痛,但无反跳痛;胆汁淤积病例可扪到胀大的胆囊;急性发作时右上腹可有肌紧张,体温正常或有低热,偶可出现黄疸。胆囊压痛点在右腹直肌外缘与肋弓的交点,胸椎压痛点在8~10胸椎旁,右膈神经压痛点在颈部右侧胸锁乳突肌两下角之间。

四、预防与治疗

1. 预防

（1）经常做一些体力活动,使全身代谢活跃起来,特别是脑力劳动和上班老是坐着不动的中年人,更要有意识地多做体力劳动,防止过度肥胖,因为肥胖是胆囊炎或胆结石的重要诱因。

（2）讲究饮食卫生,切忌暴饮暴食,适当节制脂肪食物。因为吃高脂肪食物后,会反射性地使胆囊收缩,一旦收缩过于强烈便导致胆绞痛的急性发作。

（3）秋凉以后要注意保暖,尤其是睡觉时要盖好被,防止腹部受凉,肚子受凉以后会刺激迷走神经,使胆囊强烈收缩。

（4）已经证明有胆结石的人,要及时治疗,避免引起胆囊发炎。

(5) 当有肠虫(主要为蛔虫)时,及时应用驱虫药物,用量要足,以防用药不足,蛔虫活跃易钻入胆道,造成阻塞,引起胆囊炎。

(6) 当炎症出现时,及时应用有效的抗生素。

2. 治疗

1) 一般治疗

(1) 积极预防和治疗细菌感染及并发症,注意饮食卫生,防止胆道寄生虫病的发生,并积极治疗肠蛔虫症。

(2) 生活起居有节制,注意劳逸结合、寒温适宜,保持乐观情绪及大便通畅。

(3) 本病若有结石,或经常发作,可考虑手术治疗。

(4) 应选用低脂肪餐,以减少胆汁分泌,减轻胆囊负担。

2) 药物治疗

(1) 解痉、镇痛。可使用阿托品肌内注射,硝酸甘油舌下含化、哌替啶等,以解除 Oddi 括约肌痉挛和疼痛。

(2) 抗菌治疗。抗生素使用是为了预防菌血症和化脓性并发症。抗生素的更换应根据血培养、手术时的胆汁培养和胆囊壁的细菌培养,以及药物敏感试验的结果而定。

(3) 利胆药物。50%硫酸镁口服(有腹泻者不用),去氢胆酸片口服,胆酸片口服。

(4) 驱虫疗法。针对病因进行驱虫。

（5）溶石疗法。如系胆固醇结石引起者，可用鹅去氧胆酸溶石治疗。文献报道，溶石有效率可达60%左右。疗程结束后仍需服维持量，以防复发。

3）合理选用中成药

（1）金胆片。消炎利胆，用于急慢性胆囊炎。

（2）清肝利胆口服液。清利肝胆湿热。主治食欲缺乏、胁痛、疲倦乏力、尿黄、苔腻、脉弦、肝郁气滞，肝胆湿热未清等症。

4）外科手术治疗

行胆囊切除术是急性胆囊炎的根本治疗。手术指征如下。

（1）胆囊坏疽及穿孔，并发弥漫性腹膜炎者。

（2）急性胆囊炎反复急性发作，诊断明确者。

（3）经积极内科治疗，病情继续发展并恶化者。

（4）无手术禁忌证，且能耐受手术者。慢性胆囊炎伴有胆石者；诊断一经确立，行胆囊切除术是一合理的根本治法。如患者有心、肝、肺等严重疾病或全身情况不能耐受手术，可予内科治疗。

五、护理小贴士

1. 日常护理

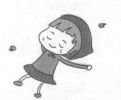

（1）急性腹部疼痛发作时，卧床休息、右上腹部可做热敷，帮助减轻疼痛，给解痉药物同时禁食。必须注意密切观察腹部疼痛

性质,观察腹肌是否强直,手压疼点再猛然抬手疼痛有否加剧,疼痛加剧者应警惕胆囊穿孔,禁热敷和解痉止疼药。

(2) 生活起居有节制,注意劳逸结合、寒温适宜,保持乐观情绪及大便通畅。

2. 饮食调理

(1) 宜多饮水,低脂饮食,严格限制动物性脂肪。

(2) 适量给予高生物价蛋白质,如豆制品、鱼虾类、瘦肉、蛋清等食物。限制糖的摄入。

(3) 选含食物纤维高的食物,如绿叶蔬菜、萝卜、豆类、水果及香菇、木耳等。

(4) 禁忌暴饮暴食,要少量多餐,少刺激性食物和强烈调味品,如辣椒、酒、咖啡等。少食油煎油炸及产气食物,如牛奶、洋葱、蒜苗、黄豆等。

(5) 禁止食用含胆固醇高的食物,如肥肉,动物肝、肾等内脏,蟹黄,蛋黄等食物。

17

功能性消化不良

一、疾病简介

功能性消化不良（functional dyspepsia，FD）又称消化不良，是指具有上腹痛、上腹胀、早饱、嗳气、食欲缺乏、恶心、呕吐等不适症状，经检查排除引起上述症状的器质性疾病的一组临床综合征。症状可持续或反复发作，病程超过 1 个月或在过去的 12 月中累计超过 12 周。FD 是临床上常见的一种功能性胃肠病。

二、常见病因

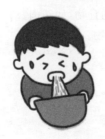

进食后胃底容受舒张发生障碍，胃窦十二指肠运动协调紊乱及内脏高敏等因素与 FD 发病有关。心理、环境及社会因素可影响、加重 FD 患者的临床表现。

三、常见症状

FD 无特征性的临床表现，主要有上腹痛、上腹胀、早饱、嗳气、食欲不振、恶心、呕吐等。可单独或以一组症状出现。

（1）早饱是指进食后不久即有饱感，以致摄入食物明显减少。

（2）上腹胀多发生于餐后，或呈持续性进餐后加重。

（3）早饱和上腹胀常伴有嗳气。恶心、呕吐并不常见，往往发生在胃排空明显延迟的患者，呕吐多为当餐胃内容物。

（4）不少患者同时伴有失眠、焦虑、抑郁、头痛、注意力不集中等精神症状。这些症状在部分患者中与"恐癌"心理有关。

（5）在病程中症状也可发生变化，起病多缓慢，经年累月，持续性或反复发作，不少患者有饮食，精神等诱发因素。

四、预防与治疗

1. 预防

（1）减轻精神压力，适当体育锻炼，合理饮食结构等。

（2）需要注意与器质性疾病鉴别，注意随访跟踪。

2. 治疗

主要是对症治疗，遵循综合治疗和个体化治疗的原则。

1）一般治疗

建立良好的生活习惯，避免烟、酒及服用非甾体抗炎药。无特殊食谱，避免个人生活经历中诱发症状的食物。注意根据患者不同特点进行心理治疗。失眠、焦虑者可适当予以镇静药。

2）药物治疗

无特效药，主要是经验治疗。

（1）抑制胃酸分泌药。一般用于以上腹痛为主要症状的患者，可选择性地用 H_2 受体拮抗剂或质子泵抑制剂。

（2）促胃肠动力药。一般适用于上腹胀、早饱、嗳气为主要症状患者。选择性地服用多潘立酮、伊托必利等。

（3）根除幽门螺杆菌治疗。对小部分有幽门螺杆菌感染的 FD 患者可能有效，对于症状严重者可试用。

（4）抗抑郁药。上述治疗疗效欠佳而伴随精神症状明显者可试用，常用的有三环类抗抑郁药；选择性抑制 5-羟色胺再摄取剂，氟哌噻吨美利曲辛片等，宜从小剂量开始，注意药物的不良反应。建议在专科医师指导下服用。

（5）其他。可用黏膜保护剂，如氢氧化铝凝胶、铋剂、硫糖铝、麦滋林-S 等。

五、护理小贴士

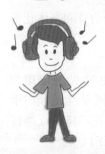

（1）学会自我心理疏导。正确认识疾病，解除对疾病的恐惧和焦虑；掌握调控情绪和释放压力的方法，学会利用音乐、电影、聊天、适度体育活动等方式缓解压力和消除紧张情绪。

（2）培养科学健康的生活饮食习惯。应按时进餐，避免暴饮暴食及睡前过量进食；饮食宜清淡，避免进食生冷、油腻及刺激性食物，不宜过量饮用咖啡以及碳酸饮料；同时还应戒烟，戒酒。

（3）药物辅助缓解症状。通过上述心理疏导和生物调节治疗后，症状仍不能完全缓解者，可服用相应的药物辅助治疗，但切勿对药物产生依赖，因为功能性消化不良预后良好，滥用药物没有必要。精神抑郁者可选用多虑平、阿米替林；焦虑、失眠者可选用地西泮（安定）、阿普唑仑等，动力障碍者应以促动力药物，如甲氧氯普胺（胃复安）、多潘立酮、红霉素、莫沙必利等缓解症状；伴有反流症状者需用促动力药物、抑酸剂和黏膜保护剂联合治疗。

（4）临床诊断功能性消化不良时，必须排除消化系统器质性病变，如有消瘦、贫血、吞咽困难、消化道出血等，则不应轻易诊断功能性消化不良。有些功能性消化不良患者可以合并有肠易激综合征的症状，肠易激综合征的患者也可有功能性消化不良的症状，两者的诊断应根据主要的症状及客观检查而定，不应将肠易激综合征伴有消化不良症状的患者诊断为功能性消化不良。

18

热感冒

一、疾病简介

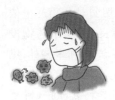

人们在夏季感冒俗称"热感冒"。许多人认为,天气较热不用吃药感冒慢慢就会好的。这种错误认识往往因重视不够,导致感冒恶化,使小感冒引起并发症。因此,提醒大家热感冒千万不能冷处理,一定要及时治疗,以免衍变其他病症。

二、常见病因

引起夏季感冒的原因主要有以下几种。

(1) 由于夏季气候炎热,人体出汗较多,汗腺分泌会消耗很多能量。夏天昼长夜短,闷热的天气常容易影响人们正常的睡眠和休息,导致睡眠不足,感觉浑身乏力。

(2) 夏天,许多人食欲缺乏,主要以清淡食物为主,影响了蛋白质的摄取。由于天气热,人们不愿到户外运动,使人体的抵抗力下降。

(3) 因地域不同,昼夜温差较大,导致老人和儿童容易夜间感冒。气候异常带来的忽冷忽热,人们没有及时适应气温变化,从而加大感染病毒的概率而引发感冒。很多人贪图凉快,喜欢吹空调、洗冷水澡等行为,也很容易使人在夏天感冒。

三、常见症状

"热感冒"症状主要表现为:发热、头昏或头痛、咽痛、咳嗽、痰粘或黄、鼻塞黄涕、口干舌燥、四肢无力、食欲缺乏等。症状较轻的,仅有鼻部症状,如鼻塞、流清涕、打喷嚏,轻度咳嗽,3~4天内就可痊愈。如果涉及咽部,多有发热,咽痛,扁桃体肿痛。发热大多持续2~3天。如果症状较重,则有高热,畏寒,头痛,乏力,食欲缺乏。患者可能有较频繁的咳嗽,有可能有咽部充血、疱疹和溃疡,扁桃腺渗出,咽痛明显。炎症还可引起颌下淋巴结肿痛,波及鼻窦、中耳和气管出血并发症。

四、预防与治疗

1. 预防

(1)科学使用空调。空调的使用使人们忽略了温差所带来的烦恼,由于室内外的温差大、室内通风不好,常常易患感冒引起发热,如果不及时的就诊,可引起肺炎等较严重的并发症。

(2)注意饮食。医学研究表明,感冒与饮食关系密切,一些感冒是由于脂肪食物、肉类、乳制品、黄酒等引起,原因是这类食物可降低体内的免疫细胞的抗病毒的能力,引起感冒;过多地食用高盐食物,可导致唾液的分泌减少,引起上呼吸道的感染;食用过多的高糖食物,可以消耗体内的水分和维生素,常引起口干舌燥,使免疫功能低下,导致感冒;吸烟饮酒,会导致呼吸道的防御功能下降,易感染呼吸道疾病。合理搭配饮食,少吃油炸、盐制食品、戒烟限酒,特别是在炎热的夏季,可以预防感冒。

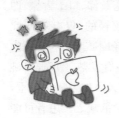

（3）劳逸结合。过分繁忙,长时间持续工作,过度疲劳等都会造成人体的免疫功能减低,导致感冒的发生。预防感冒的最好方法是工作和休息相结合,回归大自然,通过经常的户外活动增强对感冒病毒的抵抗力。

（4）养成卫生习惯。感冒病毒普遍存在于患者鼻腔的鼻分泌物中,鼻腔的温度和湿度适合病毒的生长繁殖,并且都是从里向外地传播。感冒病毒能在手帕上存活 1 小时,在手上存活 10 小时,患者手感染上病毒,再通过把病毒带到所接触的地方——手帕、毛巾、门把手、电话机、桌椅等,健康的人接触到这些地方,再接触到自己的眼睛、鼻子就会感染上感冒。预防感冒非常有效的方法是不和感冒的患者握手,勤洗手、勤换手帕,改掉用手摸鼻、眼的习惯。

（5）保持良好心态。经常发愁的人可以引起免疫功能的低下,机体杀伤、吞噬病原微生物的能力削弱,给无孔不入的呼吸道病毒以"可乘之机"。心理压力大及性格内向的人对感冒病毒的抵抗力明显的减弱。心胸豁达、情绪乐观是预防感冒的有效的方法。

（6）严禁滥用药物。如果生病了，应该及时看医生，不能盲目地自服一些药物，特别是不能盲目地用抗生素、退热药物。滥用药物可引起抵抗力下降、正常菌群失调，掩盖症状，耽误病情，导致病情加重。

2. 治疗

感冒是由呼吸道病毒引起的，治疗感冒的药物有很多，常用的有复方氨酚烷胺、四季感冒片、感冒通等。多喝水，可以加快病毒的排出。严重者静脉输液抗病毒药物和抗生素治疗。

五、护理小贴士

（1）不管患了哪种类型的感冒，如果自己分辨不清症状所对应的感冒类型，一定要到正规医院请医生对症施治。

（2）多饮水，每天摄入液体总量在 2 500～5 000 ml，有助于退热发汗，排出毒素。可饮用开水、清淡的菜汤以及新鲜的果汁，如西瓜汁、梨汁、甘蔗汁、藕汁等，稀粥、蛋汤、牛奶、豆浆也可。亦应多食用富含维生素的蔬菜、水果。

（3）患感冒时可有腹胀、食欲缺乏、腹泻、便秘等胃肠功能失调症状，因此饮食应素净、清淡。佐餐则宜选用各种酱菜、豆腐、肉松等清淡食品。感冒应忌食油腻、油炸、黏滞、咸辣、过硬及海鲜食物。

（4）感冒初期，禁食生冷、油腻，如果是温热之邪，初期正在清解阶段，亦当忌食生冷，一旦热邪不去，留壮热，继而口渴、烦躁、大便秘结，此时反需水果相助，可频服梨汁、橘汁、西瓜、粳米汤、绿豆汤等，切忌过食生冷、油腻之品。

（5）感冒期间，避免进食或忌多食鸭肉、猪肉、羊肉、狗肉、甲鱼、蚌、醋、柿等食品。

19

失眠

一、疾病简介

现在临床医学科学对失眠的认识存在局限性，但是，临床医学家们已经开始根据临床研究，给失眠进行定义。2012 年，中华医学会神经病学分会睡眠障碍学组根据现有的循证医学证据，制订了《中国成人失眠诊断与治疗指南》，其中失眠是指患者对睡眠时间和（或）质量不满足并影响日间社会功能的一种主观体验。

二、常见病因

失眠按病因可划分为原发性和继发性两类。

（1）原发性失眠。通常缺少明确病因，或在排除可能引起失眠的病因后仍遗留失眠症状，主要包括心理生理性失眠、特发性失眠和主观性失眠 3 种类型。原发性失眠的诊断缺乏特异性指标，主要是一种排除性诊断。当可能引起失眠的病因被排除或治愈以后，仍遗留失眠症状时，即可考虑为原发性失眠。心理生理性失眠在临床上发现其病因都可以溯源为某一个或长期事件对患者大脑边缘系统功能稳定性的影响，边缘系统功能的稳定性失衡最终导致了大脑睡眠功能的紊乱，失眠发生。

（2）继发性失眠。包括由于躯体疾病、精神障碍、药物滥用等引起的失眠，以及与睡眠呼吸紊乱、睡眠运动障碍等相关的失眠。失眠常与其他疾病同时发生，有时很难确定这些疾病与失眠之间的因果关系，故近年来提出共病性失眠（comorbid insomnia）的概念，用以描述那些同时伴随其他疾病的失眠。

三、常见症状

失眠患者的临床表现主要有以下方面。

（1）睡眠过程的障碍。入睡困难、睡眠质量下降和睡眠时间减少。

（2）日间认知功能障碍。记忆功能下降、注意功能下降、计划功能下降从而导致白天困倦，工作能力下降，在停止工作时容易出现日间嗜睡现象。

（3）大脑边缘系统及其周围的自主神经功能紊乱。心血管系统表现为胸闷、心悸、血压不稳定，周围血管收缩扩展障碍；消化系统表现为便秘或腹泻、胃部闷胀；运动系统表现为颈肩部肌肉紧张、头痛和腰痛。情绪控制能力减低，容易生气或者不开心；男性容易出现阳痿，女性常出现性功能减低等表现。

（4）其他系统症状。容易出现短期内体重减低，免疫功能减低和内分泌功能紊乱。

四、预防与治疗

1. 预防

（1）睡前将白天的事情与衣服一起脱下。心理学家的建议：努力活在今天，不要让头脑塞满过去痛苦的回忆或者未来悬而未决的问题。清理自己的愤怒、委屈和妒忌这些负面情绪。因此，晚上头脑里不要想复仇计划，最好想些愉快的事。

（2）莫扎特的音乐和电风扇的噪声——最好的治疗失眠的方法。与其他古典音乐比起来，莫扎特的音乐最具有治疗失眠的功效。它可以使血压和脉搏正常，降低神经紧张。不过如果你不是他的音乐爱好者，睡前也可以听其他舒缓的器乐曲，最好乐曲里有波浪拍打岸边的声音，海鸥的叫声。如果这些都不起作用，那就打开电风扇，单调的嗡嗡声会使你昏昏欲睡。

（3）遛狗。与四条腿的朋友交流会大大降低神经紧张，无论你愿不愿意，晚上你得领着它去散步。睡前半小时的散步会很好地缓和神经系统。散步的时候努力避免负面的情绪和焦急的思绪。这一切会给你一个安稳的梦。

（4）晚上 7 点后不要再吃正餐。这不仅对睡眠有益，对身材也同样有好处。因此，如果晚饭没有吃饱，喝点酸奶或者吃些水果吧。

（5）泡个香精油澡或者海盐澡。放松一下。

水温不要超过 37℃,泡 10～15 分钟即可,然后马上钻进被窝。

（6）打太极拳。可以调整神经功能活动,使高度紧张的精神状态得到恢复,阴阳达到平衡。因此,通过练拳养神,能够治疗神经衰弱、健忘失眠、神志不宁等症。

（7）按时睡觉。如果能做到这一点,失眠的问题就不会存在,因为身体已经"知道"该睡觉了。

（8）看无聊的书或者电视节目——很好的催眠方法。睡前将大脑快速填满(类似一晚上记住很多外语语法)。一个有趣的事实:当我们觉得不感兴趣和无聊时,血压会降低,精神萎靡,非常想睡觉。相反,当我们专心致志时,我们感觉不到疲劳。因此,专家建议失眠者不要晚上工作或者看有趣的节目。

（9）睡前吃些鱼子酱或感受一下寒冷。可以用芥末就着鱼子酱吃。这种方法能帮助很多人很快入睡。也可以试另外一种方法,虽然有些残忍,但很有效:离开被窝,冻一段时间,忍耐一下,哪怕已经打哆嗦了,然后盖上被,这种感觉如同冷天你被窝里放个热水袋一样惬意。

（10）睡前喝杯温牛奶或温蜂蜜水。大多数人喝过后会像小孩一样甜甜睡去。同时失眠者在药补不如食补的今天,如果采用得当的食疗方,除不良反应外,且有一定的催眠功效。

2. 治疗

（1）总体目标。尽可能明确病因，达到以下目的：①改善睡眠质量和（或）增加有效睡眠时间；②恢复社会功能，提高患者的生活质量；③减少或消除与失眠相关的躯体疾病或与躯体疾病共病的风险；④避免药物干预带来的负面效应。

（2）干预方式。失眠的干预措施主要包括药物治疗和非药物治疗。对于急性失眠患者宜早期应用药物治疗；对于亚急性或慢性失眠患者，无论是原发还是继发，在应用药物治疗的同时应当辅助以心理行为治疗，即使是那些已经长期服用镇静催眠药物的失眠患者亦是如此。针对失眠的有效心理行为治疗方法主要是认知行为治疗（CBT－I）。目前国内能够从事心理行为治疗的专业资源相对匮乏，具有这方面专业资质认证的人员不多，单纯采用 CBT－I 也会面临依从性问题，所以药物干预仍然占据失眠治疗的主导地位。除心理行为治疗之外的其他非药物治疗，如饮食疗法、芳香疗法、按摩、顺势疗法、光照疗法等，均缺乏令人信服的大样本对照研究。

（3）失眠的药物治疗。尽管具有催眠作用的药物种类繁多，但其中大多数药物的主要用途并不是治疗失眠。抗组胺药物（如苯海拉明）、褪黑素以及缬草提取物虽然具有催眠作用，但是现有的临床研究证据有限，不宜作为失眠常规用药。一般的治疗推荐非苯二氮䓬类药物：如艾司佐匹克隆、唑吡坦等；治疗失眠的苯二氮䓬类药物复杂而且繁多,包括：艾司唑仑、三唑仑、阿普唑仑、地西泮、咪哒唑仑等,但是由于这类药物有造成依赖的可能性,所以,一般不主张长期服用。现在推荐如雷美尔通、阿戈美拉汀和各种抗抑郁药物作为治疗失眠的首选药,所以建议在治疗失眠时必须到专科医师处就诊,根据医师开出的处方服药。

（4）物理治疗。重复经颅磁刺激是目前一种新型的失眠治疗非药物方案,这是一种在人头颅特定部位给予重复磁刺激的新技术。重复经颅磁刺激能影响刺激局部和功能相关的远隔皮质功能,实现皮质功能区域性重建,且对脑内神经递质及其传递、不同脑区内多种受体包括5-羟色胺等受体及调节神经元兴奋性的基因表达有明显影响。可以和药物联合治疗迅速阻断失眠的发生,特别适用于妇女哺乳期间的失眠治疗,特别是产后抑郁所导致的失眠。

五、护理小贴士

心理行为治疗失眠的本质是改变患者的信念系统,发挥其自我效能,进而改善失眠症状。要完成这一目标,常常需要专业医师的参与。心理行为治疗对于成人原发性失眠和继发性失眠具有良好效果,通常包括睡眠卫生教育、刺激控制疗法、睡眠限制疗法、认知疗法和松弛疗法。这些方法或独立或组合用于成人原发性或继发性失眠的治疗。

（1）睡眠卫生教育。大部分失眠患者存在不良睡眠习惯，破坏正常的睡眠模式，形成对睡眠的错误概念，从而导致失眠。睡眠卫生教育主要是帮助失眠患者认识不良睡眠习惯在失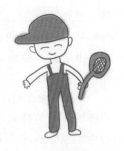眠的发生与发展中的重要作用，分析寻找形成不良睡眠习惯的原因，建立良好的睡眠习惯。一般来讲，睡眠卫生教育需要与其他心理行为治疗方法同时进行，不推荐将睡眠卫生教育作为孤立的干预方式应用。睡眠卫生教育的内容包括：①睡前数小时(一般下午 16:00 点以后)避免使用兴奋性物质(咖啡、浓茶或吸烟等)；②睡前不要饮酒，酒精可干扰睡眠；③规律的体育锻炼，但睡前应避免剧烈运动；④睡前不要大吃大喝或进食不易消化的食物；⑤睡前至少 1 小时内不做容易引起兴奋的脑力劳动或观看容易引起兴奋的书籍和影视节目；⑥卧室环境应安静、舒适，光线及温度适宜；⑦保持规律的作息时间；⑧卧床后不宜在床上阅读、看电视、进食等；⑨睡前洗脚或洗澡。

（2）松弛疗法。应激、紧张和焦虑是诱发失眠的常见因素。放松治疗可以缓解上述因素带来的不良效应，因此是治疗失眠最常用的非药物疗法，其目的是降低卧床时的警觉性及减少夜间觉醒。减少觉醒和促进夜间睡眠的技巧训练包括渐进性肌肉放松、指导性想象和腹式呼吸训练。患者计划进行松弛训练后应坚持每天练习 2 ～3 次,环境要求整洁、安静,初期应在专业人员指导下进行。松弛疗法可作为独立的干预措施用于失眠治疗。

(3)刺激控制疗法。刺激控制疗法是一套改善睡眠环境与睡眠倾向(睡意)之间相互作用的行为干预措施,恢复卧床作为诱导睡眠信号的功能,使患者易于入睡,重建睡眠-觉醒生物节律。刺激控制疗法可作为独立的干预措施应用。具体内容:①只有在有睡意时才上床;②如果卧床20 分钟不能入睡,应起床离开卧室,可从事一些简单活动,等有睡意时再返回卧室睡觉;③不要在床上做与睡眠无关的活动,如进食、看电视、听收音机及思考复杂问题等;④不管前晚睡眠时间有多长,保持规律的起床时间;⑤日间避免小睡。

(4)睡眠限制疗法。很多失眠患者试图通过增加卧床时间来增加睡眠的机会,但常常事与愿违,反而使睡眠质量进一步下降。睡眠限制疗法通过缩短卧床清醒时间,增加入睡的驱动能力以提高睡眠效率。推荐的睡眠限制疗法具体内容如下:①减少卧床时间以使其和实际睡眠时间相符,并且只有在 1 周的睡眠效率超过 85% 的情况下才可增加 15～20 分钟的卧床时间;②当睡眠效率低于 80% 时则减少 15～20 分钟的卧床时间,睡眠效率在 80%～85% 之间则保持卧床时间不变;③避免日间小睡,并且保持起床时间规律。

(5)认知行为疗法。失眠患者常对失眠本身感到恐惧,过分关注失眠的不良后果,常在临近睡眠时感到紧张、担心睡不好。这些负性情绪使睡眠进一步恶化,失眠的加重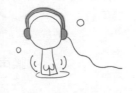又反过来影响患者的情绪,两者形成恶性循环。认知疗法的目的就是改变患者对失眠的认知偏差,改变患者对于睡眠问题的非理性信念和态度。认知疗法常与刺激控制疗法和睡眠限制疗法联合使用,组成失眠的 CBT-I。CBT-I 通常是认知疗法与行为疗法(刺激控制疗法、睡眠限制疗法)的综合,同时还可以叠加松弛疗法以及辅以睡眠卫生教育。CBT-I 是失眠心理行为治疗的核心,认知行为疗法的基本内容包括:①保持合理的睡眠期望;②不要把所有的问题都归咎于失眠;③保持自然入睡,避免过度主观的入睡意图(强行要求自己入睡);④不要过分关注睡眠;⑤不要因为一晚没睡好就产生挫败感;⑥培养对失眠影响的耐受性。

20

噪声性耳聋

一、疾病简介

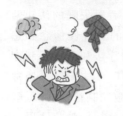

噪声在我们的生活与工作环境中广泛存在,它对人体多个系统,如神经、内分泌、消化系统都可以造成危害,其中较为突出的是对听觉系统的损害。噪声性耳聋系由于人们听觉长期遭受噪声强烈影响而发生缓慢的一种进行性的感音性的耳聋,其主要表现为听觉上的疲劳,初始阶段若离开噪声环境后,便可以逐渐恢复,但时间长久后,便难以恢复,最终导致成为感音神经性耳聋。因此,减少或消灭噪声,为当今环境保护工作中一项十分重要的课题。噪声性聋常见于高度噪声环境中工作的人员,如舰艇轮机兵、坦克驾驶员、飞机场地勤人员、常戴耳机的电话员及无线工作者、铆工、锻工、纺织工等。

二、常见病因

(1)噪声强度。噪声性耳聋的发病频率随噪声强度的增加而增加。

(2)噪声频谱特性。在强度相同的条件下,高频噪声对听力损害比低频重；窄频带噪声或纯音对听力的损害比宽频带噪声大。

（3）噪声类型。脉冲噪声比稳态噪声危害大。

（4）接触时间和方式。持续接触比间歇接触损伤大；接触噪声期限越长听力损伤越重；距离噪声源越近，听力越易受损。

（5）个体易感性。年高体弱者、曾经患过感音性神经性耳聋者，易受噪声损伤；而对患中耳疾患者的影响如何，尚有分歧意见，有的认为鼓膜穿孔听骨链中断者，噪声损害相对较轻。

三、常见症状

主要症状为进行性听力减退及耳鸣。早期听力损失在 4 000 Hz 处，因此，对普通说话声无明显影响，仅在听力计检查中发现，以后听力损害逐渐向高低频发展，终于普遍下降，此时感到听力障碍，严重者可全聋。耳鸣与耳聋可同时发生，亦可单独发生，常为高音性耳鸣，日夜烦扰不宁。

四、预防与治疗

1. 预防

（1）控制噪声来源。这是最积极最根本的办法。在建筑厂房、安装机器时就应采用各种隔音防震、吸声的措施，如噪声车间与其他厂房隔开，中间种植树木；车间的墙壁和天花板装吸音材料；机器安装密度宜稀散些；机器与地基之间，金属表面与表面之间用适当的充填材料；管道噪声用包扎法防声，气流噪声可用消音器或扩大排气孔等。使噪声缩减到国家规定的防护标准（85～90 dB）以内。

（2）减少接触时间。如在隔音室里行工间休息，或减少每日、每周的接触噪声时间，也可降低发病率；还可根据实际情况轮换工种，亦可降低听力损害。

（3）耳部隔音。戴用耳塞、耳罩、隔音帽等防声器材、一般在 80 dB 噪声环境长期工作即应配用简便耳塞；90 dB 以上时必须使用防护工具。简便者可用棉花塞紧外耳道口，再涂抹凡士林，其隔音值可达 30 dB。

（4）卫生监护。就业前应检查听力，患有感音神经性耳聋和噪声敏感者，应避免在强噪声环境工作。对接触噪声者，应定期检查听力，及时发现早期的听力损伤，并给予妥善处理。

（5）争取早期治疗。

2. 治疗

该病仍无真正有效的疗法，早期仅有 4 000 Hz 听力下降者，休息数日或数周，应用维生素及血管扩张药物，有望听力恢复。若病期已久，螺旋器及螺旋神经节细胞已变性，则治疗亦难奏效，影响日常生活者，可配用助听器。

五、护理小贴士

1. 心理护理

（1）与患者建立有效的
沟通。由于患者听力下降，
对于语言信息多接受不良，
因此要采用多种形式的交
流。对于双耳聋的患者，与
患者交谈时，尽量靠近患者
听力稍好的那侧大声点说话。

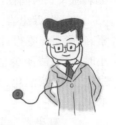

（2）运用非语言沟通技巧。如采用书面文
字、绘画图形、简单手语、面部表情、姿势等传达
信息。

（3）常主动与患者交谈。了解患者的病情及
思想变化，对出现的问题尽可能及时解决，生活
上给予照顾，尽量留陪护，让患者得到家人的照
顾及关怀，消除患者的孤独、苦闷心理。

（4）对患者深表理解和同情。以亲切、诚恳
的态度、语言给患者以安慰。教会患者调节情绪
及自我心理疏导，如心理松弛、转移注意力、排除
杂念等，同时鼓励患者对听力变化的过分注意，
从而减少患者因为听力变化引起的负面情绪。

2. 睡眠形态紊乱的护理

（1）夜间睡眠时，不使用地灯、床头灯，提供
安静环境。最适宜的室温是 24～28℃，使之适合
老年人睡眠。

（2）指导患者养成良好的生活习惯。增强体

质,预防感冒,宜清淡饮食,忌烟、酒、茶、咖啡等刺激性食物,避免情绪激动及过度疲劳,避免噪声的刺激及长时间使用手机通话。

(3)告诉患者不稳定情绪是影响睡眠的因素,晚餐避免吃得过饱满,晚餐时间最少在睡前2小时,晚餐清淡少量为宜,以避免消化器官负担过重,既影响消化,又影响睡眠。睡前不饮浓茶、咖啡。

(4)嘱患者睡前用热水泡脚、饮少量牛奶等方法促进睡眠。睡前不看带刺激性的电视、书、报纸等,使思想平静,以利于睡眠。

3. 用药护理(甲钴胺注射液)

(1)如果使用一个月后仍不见效,则不必继续无目的地使用。

(2)使用时的注意事项:药物见光易分解,开封后立即使用的同时,应注意避光。肌内注射时为避免对组织、神经的影响,应注意如下几点:①避免同一部位反复注射。②注意避开神经走向的部位。③注意针扎入时,如有剧痛、血液逆流的情况,应立即拔出针头,换个部位注射。安瓿打开时,本品为一点折割安瓿,将安瓿的切割部位用酒精棉等擦拭后,再切割。为了确保储存质量稳定,采用遮光保护袋 LPE 包装,从遮光保护袋中取出后应立即使用。

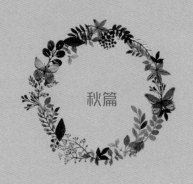

秋篇

秋凉晚步

秋气堪悲未必然

轻寒正是可人天

绿池落尽红蕖却

荷叶犹开最小钱

——杨万里

21

腹泻

一、疾病简介

腹泻是一种常见症状,俗称"拉肚子",是指排便次数明显超过平日习惯的频率,粪质稀薄,水分增加,每日排便量超过 200 g,或含未消化食物或脓血、黏液。腹泻常伴有排便急迫感、肛门不适、失禁等症状。正常人每日大约有 9 L 液体进入胃肠道,通过肠道对水分的吸收,最终粪便中水分仅约 100~200 ml。若进入结肠的液体量超过结肠的吸收能力或(和)结肠的吸收容量减少,就会导致粪便中水分排出量增加,便产生腹泻。临床上,按病程长短,将腹泻分急性和慢性两类。急性腹泻发病急剧,病程在 2~3 周之内,大多系感染引起。慢性腹泻指病程在 2 个月以上或间歇期在 2~4 周内的复发性腹泻,发病原因更为复杂,可为感染性或非感染性因素所致。

二、常见病因

1. 急性腹泻

(1)感染。包括病毒(轮状病毒、诺瓦克病毒、柯萨奇病毒、埃可等病毒)、细菌(大肠杆菌、沙门氏菌、痢疾杆菌、霍乱弧菌)或寄生虫(溶组织阿米巴原虫)引起的肠道感染。

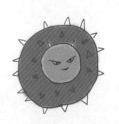

（2）中毒。食物中毒如进食未煮熟的扁豆、毒蕈中毒，河豚中毒，重金属中毒，农药中毒等。

（3）药物。泻药、胆碱能药物、洋地黄类药物等。

（4）其他疾病。溃疡性结肠炎急性发作、急性坏死性肠炎、食物过敏等。

2. 慢性腹泻

慢性腹泻病因比急性的更复杂，肠黏膜本身病变、小肠内细菌繁殖过多、肠道运输功能缺陷、消化能力不足、肠运动紊乱以及某些内分泌疾病和肠道外肿瘤均有可能导致慢性腹泻的发生。可引起慢性腹泻的疾病如下。

（1）肠道感染性疾病、肠道非感染性炎症。

（2）肿瘤。大肠癌、结肠腺瘤病（息肉）、小肠恶性淋巴瘤、胺前体摄取脱羧细胞瘤、胃泌素瘤、类癌、肠血管活性肠肽瘤等。

（3）小肠吸收不良。原发性小肠吸收不良、继发性小肠吸收不良。

（4）肠动力疾病：如肠易激综合征。

（5）胃部和肝胆胰疾病。胃大部切除-胃空肠吻合术、萎缩性胃炎、慢性肝炎、肝硬化、慢性胰腺炎、慢性胆囊炎。

（6）全身疾病。甲状腺功能亢进、糖尿病、慢性肾上腺皮质功能减退、系统性红斑狼疮、烟酸缺乏病、食物及药物过敏。

三、常见症状

1. 急性腹泻

起病急,病程在 2～3 周之内,可分为水样泻和痢疾样泻,前者粪便不含血或脓,可不伴里急后重, 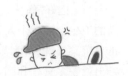 腹痛较轻;后者有脓血便,常伴里急后重和腹部绞痛。感染性腹泻常伴有腹痛、恶心、呕吐及发热,小肠感染常为水样泻,大肠感染常含血性便。

2. 慢性腹泻

大便次数增多,每天排便在 3 次以上,便稀或不成形,粪便含水量大于 85％,有时伴黏液、脓血,持续 2 个月以上,或间歇期在 2～4 周内的复发性腹泻。病变位于直肠和(或)乙状结肠的患者多有里急后重,每次排便量少,有时只排出少量气体和黏液,粉色较深,多呈黏冻状,可混血液,腹部不适位于腹部两侧或下腹。小肠病变引起腹泻的特点是腹部不适多位于脐周,并于餐后或便前加剧,无里急后重,粪便不成形,可成液状,色较淡,量较多。

慢性胰腺炎和小肠吸收不良者,粪便中可见油滴、多泡沫、含食物残渣,有恶臭。血吸虫病、慢性痢疾、直肠癌、溃疡性结肠炎等病引起的腹泻,粪便常带脓血。肠易激综合征和肠结核常有腹泻和便秘交替现象。因病因不同可伴有腹痛、发热、消瘦、腹部包块等症状。

四、预防与治疗

1. 预防

(1) 把好"病从口入"关。注意饮食、水源、食品的卫生。注意个人卫生,饭前便后要洗手,生吃瓜果蔬菜要洗烫,水果以削皮吃为好,不喝生水,外出就餐多食蒜和醋,对垃圾粪便要进行无害化处理;食具要卫生,生熟食分开存放,生熟菜板分开用;加强灭蝇灭蚊;加强有毒药品毒品农药的管理。

(2) 控制细菌繁殖。主要措施是冷藏、冷冻。温度控制在 $2 \sim 8$℃,可抑制大部分细菌的繁殖。熟食品在冷藏中做到避光、断氧、不重复污染,冷藏效果更好。

(3) 高温杀菌。食品在食用前进行高温杀菌是一种可靠的方法,其效果与温度高低、加热时间、细菌种类、污染量及被加工的食品性状等因素有关,一般肉类食品煮沸后 15 分钟可杀灭普通致病细菌。

(4) 蔬菜应妥善保存。保持新鲜,防止腐烂,不吃腐烂的蔬菜。食剩的熟菜不可在室温下存放长时间后再食用。食物应彻底清洗,调理及贮存场所、器具、容器均应保持清洁。

(5) 肉制品中硝酸盐和亚硝酸盐用量不可过量。食海产品一定要煮熟,餐前务必洗手,餐具一定要经过消毒。苦井水勿用于煮粥,尤其勿存放过夜。

（6）勿食大量刚腌的菜。腌菜时盐应多放，至少腌制15天以上再食用。腌菜时选用新鲜菜。

（7）虚邪贼风，避之有时。注意适寒温、避邪气，传染病流行季节少到公共场所去，减少与患者接触机会。避免接触化学毒气、工业废气、农药和山峦瘴气。

（8）保养正气。少食或不直接食用冷冻食品和饮料，以防损伤阳气，致脾胃寒湿。夏季出汗多可饮温开水，加入适量食盐、白糖、酸梅晶。不风餐露宿，不恣意吹风扇或降低空调温度。不熬夜、不暴饮、暴食、过饥、过劳，不偏食辛辣、黏滑荤腥煎炸食品。

（9）情志调畅。使五志和谐，无过和不及。若情志不舒，焦躁烦恼抑郁紧张，均可五志化火，致内蕴热毒，一旦遇调摄不慎，感受时邪疫毒或饮食不慎，则内外合邪，起病急骤。

（10）顺应四时养生。衣着得体舒适、顺应自然气候增减衣物。春夏养阳，秋冬养阴，时刻注意不伤阳气，保护阴气，夜卧早起，广步于庭，被发缓形，以使志生，生而勿杀，予而勿夺，阴处以避暑，动作以避寒。

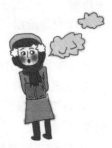

（11）及时康复治疗宿疾和慢性疾病。如糖尿病、贫血、慢性肝炎、慢性胃炎等，防止因病致虚，因虚感邪。

（12）防治未病。有两层含义，一是未病先防，二是已病防变。中医学认为疾病的发生都有内因和外因，治未病要从内外因两方面着眼，一方面强正气，另一方面御外邪，两者如何结合？《医理辑要·锦囊觉后篇》谓："要知易风为病者，表气素虚，易寒为病者，阳气素弱，易热为病者，阴气素衰，易伤食者，脾胃必亏，易劳伤者，中气必损。"意即疾病多是内生诸邪与外来之邪相合致病。

2. 治疗

病因治疗和对症治疗都很重要。在未明确病因之前，要慎重使用止痛药及止泻药，以免掩盖症状造成误诊，延误病情。

1）病因治疗

（1）抗感染治疗。根据不同病因，选用相应的抗生素。

（2）其他。如乳糖不耐受症不宜用乳制品，成人乳糜泻应禁食麦类制品。慢性胰腺炎可补充多种消化酶。药物相关性腹泻应立即停用有关药物。

2）对症治疗

（1）一般治疗。纠正水、电解质、酸碱平衡紊乱和营养失衡。酌情补充液体，补充维生素、氨基酸、脂肪乳剂等营养物质。

（2）黏膜保护剂。双八面体蒙脱石、硫糖铝等。

（3）微生态制剂。如双歧杆菌可以调节肠道菌群。

（4）止泻剂。根据具体情况选用相应止泻剂。

（5）其他。山莨菪碱(654-2)、溴丙胺太林、阿托品等具解痉作用,但青光眼、前列腺肥大者、严重炎症性肠病患者慎用。

五、护理小贴士

食用营养价值高而易于消化的食品且又不会刺激肠胃的食品。病期忌食鱼和肉,且需要把食品加工成柔软食物后方可食用。为了不刺激肠道,腹泻患者应避免食用含纤维多的蔬菜以及易在肠内发酵的大豆和栗子等。另外,也应避免食用过热或过冷的饮料及水分多的水果。

口腔溃疡

一、疾病简介

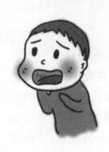

口腔溃疡俗称"口疮"，是一种常见的发生于口腔黏膜的溃疡性损伤病症，多见于唇内侧、舌头、舌腹、颊黏膜、前庭沟、软腭等部位，这些部位的黏膜缺乏角质化层或角化较差。舌头溃疡指发生于舌头、舌腹部位的口腔溃疡。口腔溃疡发作时疼痛剧烈，局部灼痛明显，严重者还会影响饮食、说话，对日常生活造成极大不便；可并发口臭、慢性咽炎、便秘、头痛、头晕、恶心、乏力、烦躁、发热、淋巴结肿大等全身症状。

二、常见病因

口腔溃疡的发生是多种因素综合作用的结果，包括局部创伤、精神紧张、食物、药物、营养不良、激素水平改变及维生素或微量元素缺乏。系统性疾病、遗传、免疫及微生物在口腔溃疡的发生、发展中可能起重要作用。如缺乏微量元素锌、铁，缺乏叶酸、维生素 B_{12} 以及营养不良等，可降低免疫功能，增加口腔溃疡发病的可能性；链球菌及幽门螺杆菌等细菌也与口腔溃疡关系密切。口腔溃疡通常预示着机体可能有潜在系统性疾病,口腔溃疡与胃溃疡、十二指肠溃疡、溃疡性结肠炎、局限性肠炎、肝炎、女性经期、B族维生素吸收障碍症、自主神经功能紊乱症等均有关。

三、常见症状

表现为口腔黏膜溃疡类损伤的疾病有如下多种。

(1)复发性阿弗他性口炎。又称复发性口腔溃疡、复发性口疮或,灼痛是其突出特征,外观为单个或者多个大小不一的圆形或椭圆形溃疡,表面覆盖灰白或黄色假膜,中央凹陷,边界清楚,周围黏膜红而微肿。具有周期性、复发性、自限性的特征,年龄不拘,女性较多,能在 10 天左右自愈。

(2)贝赫切特综合征(白塞氏病)。其口腔黏膜损害症状和发生规律与复发性阿弗他溃疡类似,除此之外,累及多系统多脏器,且有先后出现的口腔外病损症状。眼、生殖器、皮肤病损也是其主要临床特征,表现为反复性生殖部位溃疡、毛囊炎、葡萄膜炎。严重者可发生关节、小血管、神经、消化、呼吸、泌尿等多系统损害。

(3)创伤性溃疡。与机械性刺激、化学性灼伤或者热冷刺激有密切关系,其发病部位和形态与机械刺激因子相符合。无复发史,去除刺激后溃疡很快愈合;但如果任其发展,则有癌变可能。

(4)癌性溃疡。老年人多见,形态多不规则,其边缘隆起呈凹凸不平状,与周围组织分界不清,溃疡面的基底部不平整,呈颗粒状,触之硬韧,和正常黏膜有明显的区别,疼痛不明显。恶性溃疡病程长,数月甚至一年多都不愈合或逐渐扩大,常规消炎防腐类药物治疗效果不明显。良性口腔溃疡患者较少出现全身症状;恶性口腔溃疡患者则相反,可出现发热、颈部淋巴结肿大、食欲缺乏、消瘦、贫血、乏力等表现。

(5)放射性口炎。有放射线暴露史,出现上述急、慢性口腔损害是其特征。放射性口炎黏膜损害程度较轻时出现口腔黏膜发红、水肿;糜烂、溃疡,覆盖白色假膜,易出血,触痛明显,口干、口臭等,可以合并进食困难等功能障碍和头昏、失眠、厌食、脱发等全身症状,较重时可以伴发出血、继发感染等全身损害。

(6)结核性溃疡。深在,形态不规则,呈鼠噬状,基底暗红色桑葚样肉芽组织增生,溃疡经久不愈,多伴有肺结核的体征和症状。

四、预防与治疗

1. 预防

(1)很多患有口腔溃疡的人都是在过度劳累后发病或加重的,尤其是现代人生活紧张、精神压力大,口腔溃疡可以说是一种因生活状态不佳导致的"文明病",因此要适当减压,放松精神,避免过劳保证充足睡眠很重要。

(2)冬季感冒流行时,建议喝上几包板蓝根,杀杀感冒病毒,同时也可以有预防口腔溃疡的功效。如果已有口腔溃疡了,可用淡盐水或茶水漱口,保持口腔湿润,有利于其治疗。

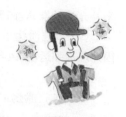

（3）患口腔溃疡的女性多于男性,尤其是在月经前夕容易患口腔溃疡。因此,女性朋友们一定要注意保养,不要过度减肥,每日饮食要摄入足够的蛋白质,要经常食用能补充雌激素的天然食物,如大豆、洋葱等,这样才能维持体内雌激素的正常分泌。

（4）如果在试用了某种新牙膏或吃了某种从没吃过的食物之后患了口腔溃疡,要考虑是不是过敏引起的,要立即停止。另外,建议用温水漱口,然后将少量原汁蜂蜜敷在溃疡面,多次重复,第2天溃疡就会明显好转。

（5）口腔溃疡发病时多伴有便秘、口臭等现象,因此应注意排便通畅。要多吃新鲜水果和蔬菜,还要多饮水,至少每天要饮 1 000 ml 水,这样可以清理肠胃,防治便秘,有利于口腔溃疡的恢复。

（6）口腔溃疡多半也伴维生素 B_2 的缺乏,用维生素 B_2、维生素 B_6 等治疗都是有效的。各种新鲜蔬菜和水果中都含有丰富的维生素和矿物质,因此可多吃黄色和深绿色的果蔬,至少每天要食用 500 g 蔬菜和水果,以补充缺乏的维生素。此外,还应通过饮食牛奶、鸡蛋、小麦胚芽等食物来补充维生素 A、锌等。

（7）口腔溃疡也被认为是身体变弱的信号，因此应加强运动，改善体质。

2. 治疗

对于口腔溃疡的治疗，以消除病因、增强体质、对症治疗为主，治疗方法应坚持全身治疗和局部治疗相结合，中西医治疗相结合，生理和心理治疗相结合。需要引起注意的是，经久不愈、大而深的舌头溃疡，有可能是一种癌前病损，极易癌变，必要时做活检以明确诊断。

五、护理小贴士

（1）日常护理。注意口腔卫生，避免损伤口腔黏膜。保持心情舒畅，乐观开朗，避免事情和着急。保证充足的睡眠时间，避免过度疲劳。选用保健牙刷和含氟牙膏，注意口腔靠后排列的牙齿。定期口腔检查。

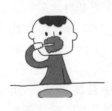

（2）饮食调理。宜多吃富含 B 族维生素、维生素 C 的蔬菜水果，如苹果、芹菜、菠菜等；禁食肉桂、辣椒等容易诱发口腔溃疡的食物。

23

肩周炎

一、疾病简介

肩周炎是指肩关节囊及其周围韧带、肌腱和滑囊的慢性特异性炎症，俗称凝肩、五十肩。表现为肩部疼痛和活动受限，症状逐渐加重达到某种程度后逐渐缓解，疾病自愈。本病的好发年龄在 50 岁左右，女性发病率略高于男性，多见于体力劳动者。如得不到有效的治疗，有可能严重影响肩关节的功能活动。肩关节可有广泛压痛，并向颈部及肘部放射，还可出现不同程度的三角肌萎缩。

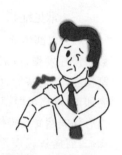

二、常见病因

1. 肩部原因

（1）本病大多发生在 40 岁以上中老年人，软组织退行病变，对各种外力的承受能力减弱。

（2）长期过度活动，姿势不良等所产生的慢性致伤力。

（3）上肢外伤后肩部固定过久，肩周组织继发萎缩、粘连。

（4）肩部急性挫伤、牵拉伤后因治疗不当等。

2. 肩外因素

颈椎病，心、肺、胆道疾病发生的肩部牵涉痛，因原发病长期不愈使肩部肌肉持续性痉挛、缺血而形成炎性病灶，转变为真正的肩周炎。

三、常见症状

（1）肩部疼痛。起初肩部呈阵发性疼痛，多数为慢性发作，以后疼痛逐渐加剧或钝痛，或刀割样痛，且呈持续性，气候变化或劳累后常使疼痛加重，疼痛可向颈项及上肢（特别是肘部）扩散，当肩部偶然受到碰撞或牵拉时，常可引起撕裂样剧痛，肩痛昼轻夜重为本病一大特点，若因受寒而致痛者，则对气候变化特别敏感。

（2）肩关节活动受限。肩关节向各方向活动均可受限，以外展、上举、内旋外旋更为明显，随着病情进展，由于长期废用引起关节囊及肩周软组织的粘连，肌力逐渐下降，加上喙肱韧带固定于缩短的内旋位等因素，使肩关节各方向的主动和被动活动均受限，特别是梳头、穿衣、洗脸、叉腰等动作均难以完成，严重者肘关节功能也可受影响，屈肘时手不能摸到同侧肩部，尤其是在手臂后伸时不能完成屈肘动作。

（3）怕冷。患者肩怕冷，不少患者终年用棉垫包肩，即使在暑天，肩部也不敢吹风。

（4）压痛。多数患者在肩关节周围可触到明显的压痛点，压痛点多在肱二头肌长头肌腱沟处、肩峰下滑囊、喙突、冈上肌附着点等处。

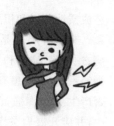

（5）肌肉痉挛与萎缩。三角肌、冈上肌等肩周围肌肉早期可出现痉挛，晚期可发生失用性肌萎缩，出现肩峰突起，上举不便，后伸不能等典型症状，此时疼痛症状反而减轻。

四、预防与治疗

1. 预防

（1）注意防寒保暖。肩部受凉是肩周炎的常见原因，由于寒冷湿气侵袭机体，可引起肌肉组织和小血管收缩，组织的代谢减慢，从而产生较多的代谢产物，如乳酸及致痛物质聚集，使肌肉组织受刺激而发生痉挛，久之则引起肌细胞的纤维样变性，肌肉收缩功能障碍而引发各种症状。因此，在日常生活中注意防寒保暖，特别是避免肩部受凉，对于预防肩周炎十分重要。

（2）加强功能锻炼。肩周炎的锻炼非常关键，要注重关节的运动，可经常打太极拳、太极剑门球，或在家里进行双臂悬吊，使用拉力器、哑铃以及双手摆动等运动但要注意运动量，以免造成肩关节及其周围软组织的损伤。

（3）纠正不良姿势。经常伏案、双肩经常处于外展工作的人群是肩周炎的高发人群。因此，这类人群应注意调整姿势，避免长期的不良姿势造成授性劳损和积累性损伤。

有些肩周炎是由其他疾病引发的,如糖尿病、颈椎病、肩部和上肢损伤、胸部外科手术以及神经系统疾病,患有上述疾病的人要密切观察是否产生肩部疼痛症状,肩关节活动范围是否减小,并应开展肩关节的主动运动和被动运动,以保持肩关节的活动度。所以说,肩周炎是可以预防的,生活中要注意预防,以免肩周炎给身体带来大的危害。

2. 治疗

目前,对肩周炎主要是保守治疗。口服消炎镇痛药、物理治疗、痛点局部封闭、按摩推拿、自我按摩等综合疗法。同时进行关节功能练习,包括主动与被动外展、旋转、伸屈及环转运动。当肩痛明显减轻而关节仍然僵硬时,可在全麻下手法松解,以恢复关节活动范围。

自我按摩可每日进行 1 次,坚持 1～2 个月,会有较好的效果。自我按摩的步骤及方法如下。

(1)用健侧的拇指或手掌自上而下按揉患侧肩关节的前部及外侧,时间 1～2 分钟,在局部痛点处可以用拇指点按片刻。

(2)用健侧手的第 2～4 指的指腹按揉肩关节后部的各个部位,时间 1～2 分钟,按揉过程中发现有局部痛点亦可用手指点按片刻。

(3)用健侧拇指及其余手指的联合动作揉捏患侧上肢的上臂肌肉,由下至上揉捏至肩部,时间 1～2 分钟。

（4）还可在患肩外展等功能位置的情况下，用上述方法进行按摩，一边按摩，一边进行肩关节各方向的活动。

（5）最后用手掌自上而下地掌揉1～2分钟，对于肩后部按摩不到的部位，可用拍打法进行治疗。

五、护理小贴士

1. 日常护理

（1）纠正不良姿势。对于经常伏案、双肩经常处于外展工作的人，应注意调整姿势，避免长期的不良姿势造成慢性劳损和积累性损伤。

（2）加强功能锻炼。如工作或看电视45分钟后，做"点点头""仰仰头""摇摇头"等运动。

（3）注意防寒保暖。不能长时间吹空调，避免肩膀受凉，中老年人更应注意。

2. 饮食调理

多吃富含维生素 C 的新鲜水果、牛奶、绿叶蔬菜或多用胚芽、玉米等；忌吃肥腻食品，如肥肉、奶油、油炸食品等。

关节炎

一、疾病简介

关节炎泛指发生在人体关节及其周围组织,由炎症、感染、退化、创伤或其他因素引起的炎性疾病,可分为数十种。我国的关节炎患者有1亿以上,且人数在不断增加。临床表现为关节的红、肿、热、痛、功能障碍及关节畸形,严重者导致关节残疾、影响患者生活质量。据统计我国50岁以上人群中半数患骨关节炎,65岁以上人群中90%女性和80%男性患骨关节炎。我国关节炎的患病率为0.34%~0.36%,严重者寿命缩短10~15年。

二、常见病因

很多疾病可引起关节炎性病变,临床较为常见的关节炎有以下几种。

(1)骨关节炎。又称退行性关节病、骨关节病。骨质增生,与人体衰老密切相关,多数老人都可能伴有骨质增生,自然容易得骨关节炎。临床数据显示,45岁以下人群骨关节炎患病率仅为2%,而65岁以上人群患病率高达68%。在医生看来人到老年都患有不同程度的骨关节炎。

(2)类风湿关节炎。该病常表现为小关节

（手指关节、腕关节等）疼痛，且发病关节呈对称性。类风湿关节炎患者 80% 在 35～50 岁之间，但老人、幼儿同样可发病。因其病因与遗传、感染、环境、免疫有复杂的关系，临床尚无法根治。只能通过药物治疗控制病情，维持关节功能。

（3）强直性脊柱炎。多表现为脊柱、骶髂关节等中轴关节病变。病因不清，一般认为遗传因素、环境因素相互作用所致。该病男性多见，发病年龄多在 40 岁以前，严重者可导致脊柱和关节畸形而影响日常生活。

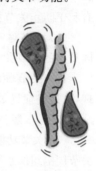

（4）反应性关节炎。因肠道系统、泌尿系统等关节外感染因子触发的炎症性关节病变。降低感染率、提高免疫力有一定防治作用。

（5）痛风性关节炎。因尿酸盐结晶、沉积引起的关节炎。发病多为急性单侧关节炎，以脚部大脚趾突然红肿、疼痛为主要症状，痛时"痛不欲生"。病程持续 1 周左右可缓解，像一阵风一样，因此叫"痛风"，但易复发。预防方法是有效的抗氧化，防止核酸被氧化分解，从而减少内源性嘌呤（占 80%）产生，继而减少尿酸的产生。同时改变生活饮食习惯，少吃动物内脏、海鲜、啤

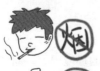

酒、白酒等外源性嘌呤，从而减少尿酸产生。

三、常见症状

多数关节炎病程较长、缠绵难愈，治疗颇为棘手。因此，做到早期发现、早期诊断、早期治疗，有利于防止关节炎病情的进展，改善患者的预后。

（1）关节疼痛。是关节炎最主要的表现。不同类型的关节炎可表现出不同的疼痛特点。

（2）关节肿胀。肿胀是关节炎症的常见表现，也是炎症进展的结果，与关节疼痛的程度不一定相关，一般与疾病成正比。

（3）关节功能障碍。关节疼痛及炎症引起的关节周围组织水肿，周围肌肉的保护性痉挛和关节结构被破坏，导致关节活动受限。慢性关节炎患者由于长期关节活动受限，可能导致永久性关节功能丧失。

（4）体征。不同类型的关节炎体征也不同，可出现红斑、畸形、软组织肿胀、关节红肿、渗液、骨性肿胀、骨擦音、压痛、肌萎缩或肌无力、关节活动范围受限及神经根受压等体征。

四、预防与治疗

1. 预防

（1）避免诱发关节炎发病的环境因素。潮湿的环境有助于某些病原菌生长，与关节炎的发病有一定关系。因此，平时应注意卫生，保持居室通风和空气良好，防潮、保暖，避免病原菌尤其是链球菌传播。除此之外,其他环境因素如紫外线、某些化学物质的接触,可能导致某些易感人群产生异常免疫反应,导致不同关节炎的发生,易感人群应避免强紫外线和某些化学物质的接触。

(2) 合理饮食,保持良好的生活方式。营养缺乏可能导致关节炎加重,而营养过剩、肥胖则可诱发或加重痛风性关节炎、骨关节炎。因此,科学合理的饮食是预防某些关节炎发生的措施,如减少摄入动物内脏、海鲜、禽肉、豆类等富含嘌呤的食物,能有效预防痛风性关节炎。吸烟人群罹患类风湿关节炎的概率明显升高,戒烟已成为类风湿关节炎的预防措施之一。

(3) 适量运动,保持心情愉悦,提高机体免疫力。免疫系统的稳定与情绪具有相关性。临床上,很多患者都是在经历了不良生活事件后出现自身免疫性疾病表现。因此,保持乐观、稳定的心态,有利于预防由自身免疫病引起的关节炎。

2. 治疗

1) 药物治疗

依据关节炎的种类、症状的特点、伴发疾病等情况选择合适的治疗药物。治疗原则是早期诊断和尽早合理、联合用药。常用的抗风湿病药物如下。

(1) 非甾体抗炎药。可抑制前列腺素的合成而迅速产生抗炎止痛作用,对解除疼痛有较好效果,能缓解头痛、肌肉痛,包括骨关节炎伴随的关节疼痛。这类药物起效快,在体内代谢较快,一旦代谢完毕疼痛马上又开始,维持时间很短。临床上常用的有布洛芬、青霉胺、双氯酚酸、阿司匹林、吲哚美辛等。

(2) 软骨保护剂。如硫酸氨基葡萄糖能促进软骨的合成、抑制关节软骨的分解,同时还具有抗炎作用。硫酸氨基葡萄糖中富含的硫酸根本身也是合成软骨基质的必需成分之一。此类药物能够缓解疼痛症状,改善关节功能,长期服用(2年以上)还能够迟滞关节结构的破坏。硫酸氨基葡萄糖起效较慢,但药物安全性佳,适合作为基础治疗用药长期服用。

(3) 慢作用抗风湿药。多用于类风湿关节炎及血清阴性脊柱关节病。对病情有一定控制作用,但起效较慢。常用的有金合剂(肌注或口服)、青霉胺、柳氮磺胺吡啶、氯喹等。

(4) 细胞毒药物。通过不同途径产生免疫抑制作用。常用的有环磷酰胺、甲氨蝶呤、金独春等。它们往往是系统性红斑狼疮、类风湿关节炎和血管炎的二线药物,不良反应虽较多且较严重,但对改善这些疾病的愈后有很大的作用。

(5) 肾上腺皮质激素。是抗炎、抗过敏药物,明显地改善了系统性红斑狼疮等结缔组织病的愈后,但不能根治这些疾病。其众多的不良反应随剂量加大及疗程延长而增加,若长期使用可加剧关节软骨的损害以及骨关节炎的症状。

(6) 抗生素等。链球菌感染可引起风湿热的关节炎表现,急性期使用青霉素是控制链球菌感染的最有效的药物,急性风湿热患者长期使用长效抗生素以预防远期风湿性心肌炎的发生。结核性关节炎、真菌性关节炎须予积极有效的抗结核或抗真菌药物治疗。

(7)痛风性关节炎的治疗。包括急性期的药物治疗,包括大剂量非甾体抗炎药、秋水仙碱及缓解期的降尿酸治疗。

2)外科疗法

外科治疗主要包括关节腔穿刺、滑膜切除、关节置换、关节矫形、关节融合等。

3)骨髓移植

对治疗风湿性关节炎确实有显著的疗效。通过恢复免疫系统功能来促使患者痊愈的自身骨髓移植法,治疗儿童风湿性关节炎取得了较好的疗效。

4)免疫及生物治疗

此类治疗是针对关节炎发病及导致病变进展的主要环节,如针对细胞因子的靶分子治疗、血浆置换、免疫净化、免疫重建、间充质干细胞移植等,主要应用于其他治疗无效、迅速进展及难治性重症关节炎患者,主要为类风湿关节炎。

5)其他治疗

包括物理、康复、职业训练、心理等治疗。物理治疗主要有以下几种:直流电疗及药物离子导入、低频脉冲电疗、中

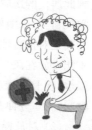

频电流疗法、高频电疗、磁场疗法、超声疗法、针灸、光疗法即红外线、紫外线、冷疗。康复、职业训练以功能锻炼及生活方式的调整为重点，有条件的医院，应在康复专科医师的指导下进行功能锻炼。

五、护理小贴士

1. 情志护理

由于关节炎的病程长，病情反复大，患者的思想活动、情志变化更为复杂，如疾病急性发作，或病情加重，行动不便，生活不能自理时，就感到悲观失望，有的对疾病缺乏正确的认识，又产生了急于治愈、心情急躁、要求医疗效果过高的情绪等精神状态，都严重影响了治病的疗效，所以对风湿患者的护理道德要做好情志护理。

（1）指导和帮助患者正确对待疾病，减轻患者心理上的压力。

（2）争取亲属积极配合，使能达到预期疗效。

2. 生活护理

（1）一般护理。关节炎患者怕风、冷、潮湿、因此居住的房屋最好向阳、通风、干燥，保持室内空气新鲜，床铺要平整，被褥轻暖干燥，经常洗晒，尤其是对强直性脊柱炎患者最好睡木板床，床铺不能安放在风口处，防睡中受凉。洗脸洗手宜用温水，晚上洗脚，热水以能浸至踝关节以上为好，时间在 15 分钟左右，可促进下肢血液流畅。

（2）对长期卧床者，应注意帮助经常更换体位,防止发生压疮。对手指关节畸形,或肘关节屈伸不利,或两膝关节及踝关节变形、行走不便者,要及时照顾、处处帮助。

3. 饮食护理

(1) 饮食要根据具体病情而有所选择。风湿病患者的饮食,一般应选高蛋白、高热量、易消化的食物,少吃辛辣刺激性的食物以及生冷、油腻之物。

(2) 饮食不可片面,正确对待药补、食补问题。瓜果、蔬菜、鱼肉、鸡、鸭均有营养,不可偏食。

(3) 注意饮食宜忌。

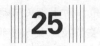

25

腰椎间盘突出症

一、疾病简介

腰椎间盘突出症是较为常见的疾患之一,主要是因为腰椎间盘各部分(髓核、纤维环及软骨板),尤其是髓核,有不同程度的退行性改变后,在外力因素的作用下,椎间盘的纤维环破裂,髓核组织从破裂之处突出(或脱出)于后方或椎管内,导致相邻脊神经根遭受刺激或压迫,从而产生腰部疼痛,一侧下肢或双下肢麻木、疼痛等一系列症状。腰椎间盘突出症以腰 4~5、腰 5~骶 1 发病率最高,约占 95%。

二、常见病因

(1)腰椎间盘的退行性改变是基本因素。髓核的退变主要表现为含水量的降低,并可因失水引起椎节失稳、松动等小范围的病理改变;纤维环的退变主要表现为坚韧程度的降低。

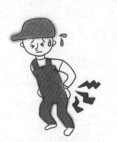

(2)损伤。长期反复的外力造成轻微损害,加重了退变的程度。

(3)椎间盘自身解剖因素的弱点。椎间盘在成年之后逐渐缺乏血液循环,修复能力差。在上述因素作用的基础上,某种可导致椎间盘所承受压力突然升高的诱发因素,即可能使弹性较差的髓核穿过已变得不太坚韧的纤维环,造成髓核突出。

(4)遗传因素。腰椎间盘突出症有家族性发病的报道。

(5)腰骶先天异常。包括腰椎骶化、骶椎腰化、半椎体畸形、小关节畸形和关节突不对称等。上述因素可使下腰椎承受的应力发生改变,从而构成椎间盘内压升高和易发生退变和损伤。

(6)诱发因素。在椎间盘退行性变的基础上,某种可诱发椎间隙压力突然升高的因素可致髓核突出。常见的诱发因素有增加腹压、腰姿不正、突然负重、妊娠、受寒和受潮等。

三、常见症状

1. 症状

(1)腰痛。是大多数患者最先出现的症状,发生率约91%。由于纤维环外层及后纵韧带受到髓核刺激,经窦椎神经而产生下腰部感应痛,有时可伴有臀部疼痛。

(2)下肢放射痛。虽然高位腰椎间盘突出(腰2～3、腰3～4)可以引起股神经痛,但临床少见,不足5%。绝大多数患者腰4～5、腰5～骶1间隙突出,表现为坐骨神经痛。典型坐骨神经痛是从下腰部向臀部、大腿后方、小腿外侧直到足部的放射痛,在打喷嚏和咳嗽等腹压增高的情况下疼痛会加剧。放射痛的肢体多为一侧，仅极少数中央型或中央旁型髓核突出者表现为双下肢症状。

（3）马尾神经症状。向正后方突出的髓核或脱垂、游离椎间盘组织压迫马尾神经，其主要表现为大、小便障碍，会阴和肛周感觉异常。严重者可出现大小便失控及双下肢不完全性瘫痪等症状，临床上少见。

2. 体征

1）一般体征

（1）腰椎侧凸。是一种为减轻疼痛的姿势性代偿畸形。视髓核突出的部位与神经根之间的关系不同而表现为脊柱弯向健侧或弯向患侧。如髓核突出的部位位于脊神经根内侧，因脊柱向患侧弯曲可使脊神经根的张力减低，所以腰椎弯向患侧；反之，如突出物位于脊神经根外侧，则腰椎多向健侧弯曲。

（2）腰部活动受限。大部分患者都有不同程度的腰部活动受限，急性期尤为明显，其中以前屈受限最明显，因为前屈位时可进一步促使髓核向后移位，并增加对受压神经根的牵拉。

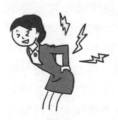

（3）压痛、叩痛及骶棘肌痉挛。压痛及叩痛的部位基本上与病变的椎间隙相一致，叩痛以棘突处为明显，系叩击振动病变部所致。压痛点主要位于椎旁

1 cm 处,可出现沿坐骨神经放射痛。约 1/3 的患者有腰部骶棘肌痉挛。

2) 特殊体征

(1) 直腿抬高试验及加强试验阳性。患者仰卧,伸膝,被动抬高患肢,正常人下肢抬高到 60°～70°时感腘窝不适。腰椎间盘突出症患者神经根受压或粘连使滑动度减少或消失,抬高在 60°以内即可出现坐骨神经痛,称为直腿抬高试验。在阳性患者中,缓慢降低患肢高度,待放射痛消失,这时再被动屈曲患侧踝关节,再次诱发放射痛称为加强试验阳性。

(2) 股神经牵拉试验。患者取俯卧位,患肢膝关节完全伸直。检查者将伸直的下肢高抬,使髋关节处于过伸位,当过伸到一定程度出现大腿前方股神经分布区域疼痛时,则为阳性。此项试验主要用于检查腰 2～3 和腰 3～4 椎间盘突出的患者。

3) 神经系统表现

(1) 感觉障碍。视受累脊神经根的部位不同而出现该神经支配区感觉异常。早期多表现为皮肤感觉过敏,渐而出现麻木、刺痛及感觉减退。因受累神经根以单节单侧为多,故感觉障碍范围较小;但如果马尾神经受累(中央型及中央旁型者),则感觉障碍范围较广泛。

(2) 肌力下降。70%～75%的患者出现肌力下降。

(3) 反射改变。反射改变对受累神经的定位意义较大。腰 4 神经根受累时,可出现膝跳反射障碍,早期表现为活跃,之后迅速变为反射减退,腰 5 神经根受损时对反射多无影响。骶 1 神经根受累时则跟腱反射障碍。

四、预防与治疗

1. 预防

腰椎间盘突出症是在退行性变基础上积累伤所致,积累伤又会加重椎间盘的退变,因此预防的重点在于减少积累伤。

(1)平时要有良好的坐姿,睡眠时的床不宜太软。

(2)长期伏案工作者需要注意桌、椅高度,定期改变姿势。

(3)职业工作中需要常弯腰动作者,应定时伸腰、挺胸活动,并使用宽的腰带。

(4)加强腰背肌训练,增加脊柱的内在稳定性,长期使用腰者,尤其需要注意腰背肌锻炼,以防止失用性肌肉萎缩带来不良后果。

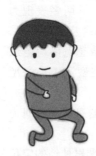

(5)如需弯腰取物,最好采用屈髋、屈膝下蹲方式,减少对腰椎间盘后方的压力。

2. 治疗

1)非手术疗法

腰椎间盘突出症大多数患者可以经非手术治疗缓解或治愈。其治疗原理是改变椎间盘组织与受压神经根的相对位置或部分回纳,减轻对神经根的压迫,松解神经根的粘连,消除神经根的炎症,从而缓解症状。非手术治疗主要适用于:年轻、初次发作或病程较短者;症状较轻,休息后症状可自行缓解者;影像学检查无明显椎管狭窄。

(1)绝对卧床休息。初次发作时,应严格卧床休息。卧床休息3周后可以佩戴腰围保护下起床活动,3个月内不做弯腰持物动作。此方法简单有效,但较难坚持。缓解后,应加强腰背肌锻炼,以减少复发的概率。

(2)牵引治疗。采用骨盆牵引,可以增加椎间隙宽度,减少椎间盘内压,椎间盘突出部分回纳,减轻对神经根的刺激和压迫,需要专业医生指导下进行。

(3)理疗和推拿、按摩。可缓解肌肉痉挛,减轻椎间盘内压力,但注意暴力推拿按摩可以导致病情加重,应慎重。

(4)支持治疗。可尝试使用硫酸氨基葡萄糖和硫酸软骨素进行支持治疗。硫酸氨基葡萄糖与硫酸软骨素在临床上用于治疗全身各部位的骨关节炎,这些软骨保护剂具有一定程度的抗炎抗软骨分解作用。

(5)皮质激素硬膜外注射。皮质激素是一种长效抗炎剂,可以减轻神经根周围炎症和粘连。

(6)髓核化学溶解法。利用胶原酶或木瓜蛋白酶,注入椎间盘内或硬脊膜与突出的髓核之间,选择性溶解髓核和纤维环而不损害神经根,以降低椎间盘内压力或使突出的髓核变小从而缓解症状。但该方法有产生过敏反应的风险。

2）经皮髓核切吸术/髓核激光气化术

通过特殊器械在 X 线监视下进入椎间隙,将部分髓核绞碎吸出或激光气化,从而减轻椎间盘内压力达到缓解症状目的,适合于膨出或轻度突出的患者,不适合于合并侧隐窝狭窄或者已有明显突出的患者及髓核已脱入椎管内者。

3）手术治疗

适应病史超过 3 个月,严格保守治疗无效或保守治疗有效,但经常复发且疼痛较重者;首次发作,但疼痛剧烈,尤以下肢症状明显,患者难以行动和入眠,处于强迫体位者;合并马尾神经受压表现;出现单根神经根麻痹,伴有肌肉萎缩、肌力下降;合并椎管狭窄者。

五、护理小贴士

1. 急性期护理

急性期的患者因疼痛较剧烈,常需住院治疗,急性期经过治疗疼痛缓解,患者即可回家休养,此刻应给患者做好全面指导,直至康复。

（1）急性期患者应绝对卧硬板床休息 2～3 周,减轻腰椎负担,避免久坐。

（2）注意保暖,防止受凉,可给予腰部热敷和频谱仪照射。

（3）饮食宜清淡,多饮水,宜多食含纤维丰富的蔬菜和水果,防止便秘,忌食生冷油腻食物。

（4）做好心理护理,介绍相关知识,讲解情绪对疾病的影响,使患者保持愉快的心情。

（5）疼痛缓解后,可逐渐增加活动量,但每次活动时,腰部要使用腰部保护用具,并避免突然受力。掌握正确的下床方法:患者宜先滚向床的一侧,抬高床头,将腿放于床的一侧,用胳膊支撑自己起来,在站起前坐在床的一侧,把脚放在地上,按相反的顺序回到床上。

（6）疼痛缓解后,即开始腰背肌功能锻炼,加强腰背肌保护功能。功能锻炼包括五点式和三点式。五点式的方法是:把头部、双肘及双足跟作为支撑点,使劲向上挺腰抬臀,腰背肌功能加强后可改用头部及足跟三点作为支撑的三点式锻炼方法。锻炼应循序渐进,逐渐增加,避免疲劳。

2. 缓解期护理

（1）减轻腰部负荷,避免过度劳累,尽量不要弯腰提重物,如捡拾地上的物品宜双腿下蹲腰部挺直,动作要缓。加强腰背肌功能锻炼,要注意持之以恒。

（2）禁烟酒,忌食肥甘厚味,苦寒生冷食品,多食滋补肝肾的食物如动物肝、肾、羊肉、大枣等,建立良好的生活方式,生活要有规律,多卧床休息,注意保暖,保持心情愉快。

26

糖尿病

一、疾病简介

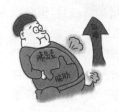 糖尿病是一组以慢性高血糖为特征的代谢疾病。高血糖则是由于胰岛素分泌缺陷或其生物作用受损，或两者兼有引起。长期的高血糖导致眼、肾、心脏、血管、神经的慢性损害和功能障碍。

二、常见病因

1. 遗传因素

1型或2型糖尿病均存在明显的遗传异质性。糖尿病存在家族发病倾向，1/4～1/2的患者有糖尿病家族史。临床上至少有60种以上的遗传综合征可伴有糖尿病。1型糖尿病有多个DNA位点参与发病，其中以 HLA 抗原基因中DQ 位点多态性关系最为密切。在2型糖尿病已发现多种明确的基因突变，如胰岛素基因、胰岛素受体基因、葡萄糖激酶基因、线粒体基因等。

2. 环境因素

进食过多，体力活动减少导致的肥胖是2型糖尿病最主要的环境因素，使具有2型糖尿病遗传易感性的个体容易发病。1型糖尿病患者存在免疫系统异常，在某些病毒如柯萨奇病毒，风疹病毒，腮腺病毒等感染后导致自身免疫反应，破坏胰岛素 β 细胞。

三、常见症状

（1）多饮、多尿、多食和消瘦。严重高血糖时出现典型的"三多一少"症状，多见于1型糖尿病。发生酮症或酮症酸中毒时"三多一少"症状更为明显。

（2）疲乏无力，肥胖。多见于2型糖尿病。2型糖尿病发病前常有肥胖，若得不到及时诊断，体重会逐渐下降。

四、预防与治疗

1. 预防

有糖尿病家族史或年龄40岁以上的人应该掌握糖尿病自我检查的方法，以及时发现是否患有糖尿病，从而及时得到治疗。

（1）口渴和多尿。饮水量大量增加，排尿的次数和量也随之增多是发现糖尿病最便捷的途径，尤其是睡梦中因极度口渴而醒来喝水的症状，可能说明病情已经恶化。正常人每日的排尿量是 $1\sim1.5\,L$，但糖尿病患者因小便频繁，每日的排尿量往往达到 $2\sim4\,L$，尿液中葡萄糖增多，发出甜酸气味和很多泡沫，并吸引昆虫飞来，需要尽早入院治疗。

（2）饥饿和多食。因体内的糖分作为尿糖排泄出去，吸收不到足够的热量维持身体的基本需求，会常常感到异常的饥饿，食量大增，但依旧饥饿如故。平时不吃甜食的人也开始不加选择地吃很多甜食，需要尽早入院治疗。

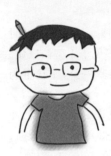

（3）眼睛容易疲劳，视力急剧下降。当感到眼睛很容易疲劳，看不清东西，站起来时眼前发黑，眼睑下垂，视界变窄，看东西模糊不清，眼睛突然从远视变为近视或以前没有的老花眼现象等，要立即进行眼科检查，因为这些症状就是糖尿病会引起的视力障碍、视网膜出血、白内障、视力调节障碍等疾病的明显表现。

（4）顽固性手脚麻木、手脚发抖。手指活动不灵及阵痛感、剧烈的神经炎性脚痛，下肢麻痹、腰痛，不想走路，夜间小腿抽筋、重视和两眼不一样清楚，还有自律神经障碍等症状，一经发现，需要立即去医院检查，不得拖延。

（5）全身倦怠无力。没有从事劳动或体育，身体常常无缘由地感到疲惫不堪，感到双腿乏力，膝盖酸软，尤其是上下楼梯的时候；身体外表健康的人，出现这些症状需要立即去医院检查。

（6）体重下降。中年人的身体日渐肥胖，食欲也正常，一旦发现体重下降很快，需要引起重视是否发生了糖尿病,因肥胖会增大胰岛素的需求量,导致病情急剧恶化。

(7) 牙齿疾病。糖尿病引起的血液循环障碍,会使牙齿松动脱落,发生牙周炎;又由于牙龈变形,装好的假牙也会显得不合适。

(8) 皮肤病变。糖尿病患者的皮肤抗感染力差,皮肤发痒挠破就会感染,还有皮肤脓肿、湿疹、斑疹、肛门发痒、女性阴部不适发痒等。

(9) 性欲减退。男性因性功能减退而阳痿,与同龄人有明显差距的,也是糖尿病发生的先兆。

(10) 月经异常。女性因胰岛素分泌不足,月经会不规律或闭经。

2. 治疗

目前,尚无根治糖尿病的方法,但通过多种治疗手段可以控制好糖尿病。主要包括 5 个方面:糖尿病患者的教育,自我监测血糖,饮食治疗,运动治疗和药物治疗。

1) 一般治疗

(1) 教育。要教育糖尿病患者懂得糖尿病的基本知识,树立战胜疾病的信心,控制好糖尿病对健康的益处。根据每个糖尿病患者的病情特点制定恰当的治疗方案。

(2) 自我监测血糖。随着小型快捷血糖测定仪的逐步普及,患者可以根据血糖水平随时调整降血糖药物的剂量。

2) 药物治疗

(1) 口服药物治疗。包括磺脲类药物、双胍类降糖药、α葡萄糖苷酶抑制剂、胰岛素增敏剂和格列奈类胰岛素促分泌剂。磺脲类药物降糖机制主要是刺激胰岛素分泌，对有一定胰岛功能者疗效较好。2型糖尿病患者经饮食控制、运动、降低体重等治疗后，疗效尚不满意者均可用磺脲类药物，对一些发病年龄较轻、体形不胖的糖尿病患者在早期也有一定疗效。双胍类降糖药的降糖机制是增加外周组织对葡萄糖的利用，增加葡萄糖的无氧酵解，减少胃肠道对葡萄糖的吸收，降低体重。其适应证是肥胖型2型糖尿病，单用饮食治疗效果不满意者；2型糖尿病单用磺脲类药物效果不好，可加双胍类药物；1型糖尿病用胰岛素治疗病情不稳定，用双胍类药物可减少胰岛素剂量；2型糖尿病继发性失效改用胰岛素治疗时，可加用双胍类药物，能减少胰岛素用量。

α葡萄糖苷酶抑制剂有伏格列波糖和阿卡波糖，对1型和2型糖尿病均可使用，可以与磺脲类、双胍类或胰岛素联用。胰岛素增敏剂有增强胰岛素作用，改善糖代谢。可以单用，也可联用磺脲类、双胍类或胰岛素，但有肝脏病或心功能不全者不宜应用。格列奈类胰岛素促分泌剂包括瑞格列奈和那格列奈，是快速促胰岛素分泌剂，餐前即刻口服，每次进餐时服，不进餐不服。

（2）胰岛素治疗。胰岛素制剂有动物胰岛素、人胰岛素和胰岛素类似物。根据作用时间分为短效、中效和长效胰岛素，并已制成混合制剂，如诺和灵30R，优泌林70/30。适应于1型糖尿病和口服降糖药继发失效的2型糖尿病患者。胰岛素治疗的最大不良反应为低血糖。

3）运动治疗

增加运动可改善机体对胰岛素的敏感性，降低体重，减少身体脂肪量，增强体力，提高工作能力和生活质量。运动的强度和时间长短应根据患者的总体健康状况来定，找到适合患者的运动量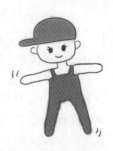和患者感兴趣的项目。运动形式可多样，如散步、快步走、健美操、跳舞、打太极拳、跑步、游泳等。

4）饮食治疗

饮食治疗是各种类型糖尿病治疗的基础，一部分轻型糖尿病患者单用饮食治疗就可控制病情。

（1）总热量。总热量的需要量要根据患者的年龄、性别、身高、体重、体力活动量、病情等综合因素来确定。首先要算出每个人的标准体重，可参照下述公式：标准体重（kg）＝身高（cm）－105或标准体重（kg）＝[身高（cm）－100]×0.9；女性的标准体重应再减去2 kg。算出标准体重后再依据每个人日常体力活动情况来估算出每千克标准体重热量需要量。根据标准体重计算出每日所需要热量后，还要根据患者的其他情况作相应调整。儿童、青春期、哺乳期、营养不良、消瘦以及有慢性消耗性疾病应酌情增加总热量。肥胖者要严格限制总热量和脂肪含量，给予低热量饮食，待接近标准体重时，再按前述方法计算每天总热量。

（2）碳水化合物。碳水化合物每克产热 16.7 kJ（4 kcal），是热量的主要来源，现认为碳水化合物应占饮食总热量的 55%～65%。

（3）蛋白质。蛋白质每克产热量 16.7 kJ（4 kcal）。占总热量的 12%～15%。蛋白质的需要量在成人每千克体重约 1 g。在儿童、孕妇、哺乳期妇女或营养不良、消瘦、有消耗性疾病患者宜增加至每千克体重 1.5～2.0 g。糖尿病肾病者应减少蛋白质摄入量，每千克体重 0.8 g，若已有肾功能不全，应摄入高质量蛋白质，摄入量应进一步减至每千克体重 0.6 g。

（4）脂肪：脂肪的能量较高，每克产热量 97 kJ（9 kcal）。约占总热量 25%，一般不超过 30%，每日每千克体重 0.8～1 g。动物脂肪主要含饱和脂肪酸。植物油中含不饱和脂肪酸多，糖尿病患者易患动脉粥样硬化，应采用植物油为主。

五、护理小贴士

胰岛素注射的注意事项。

1. 胰岛素注射部位

（1）腹部。腹部的皮下组织肥厚，可减少胰岛素注射至肌肉层的风险，同时，该部位也是身体吸收胰岛素最快的部位，短效胰岛素应首选腹部进行注射。

（2）大腿。避开大腿内侧，注射时一定要捏起皮肤或使用超细超短型注射笔头。

（3）臀部。皮下层较厚，无需捏起皮肤也无注射至肌肉的风险，该部位适合注射中长效胰岛素。

（4）上臂侧面。不适合自我注射。

2. 注射部位的轮换

（1）相同部位间左右轮换，左边1周，右边1周；或部位对称轮换，一次左边，一次右边。

（2）同一注射部位内区域轮换：从上次注射点移开至少2～3 cm，同时尽量避免在1个月内重复使用同一个注射点。

3. 注射部位的检查

（1）每次注射前应检查注射部位，尤其是已出现皮下脂肪增生的患者。

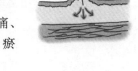

（2）避开已出现疼痛、皮肤凹陷、硬结、出血、瘀斑、感染的部位。

（3）如发现皮肤硬结，应确认硬结部位及大小，避开硬结进行注射。

注意：定期用指尖或掌心轻按每一个注射部位，如感觉有肿块或表皮凹陷，应避免再在该部位注射。

4. 使用胰岛素的不良反应

（1）低血糖反应。可随身携带糖果、饼干及患病信息卡来预防低血糖的发生。

（2）过敏反应。发生过敏反应时应更换胰岛素种类。

（3）脂肪萎缩及脂肪增生。为预防脂肪萎缩及脂肪增生，注射胰岛素时应采用正确的注射部位轮换模式，针头不重复使用。

5. 使用胰岛素的注意事项

（1）复温及摇匀。①复温：注射前30分钟冰箱内取出。②混匀（预混胰岛素）：水平滚动10次，上下翻动10次，直至呈白色均匀的混悬液。

（2）皮肤消毒。①对注射部位使用75％的酒精消毒，待酒精风干后方可注射。②不能使用碘酒或安尔碘消毒。

（3）胰岛素针头重复使用的危害。胰岛素注射针头应每次更换，不重复使用。重复使用同一个注射针头可能会导致注射疼痛、针头折断、皮下脂肪增生或针管堵塞致胰岛素剂量不准确等。

27

心肌炎

一、疾病简介

心肌炎是指各种原因引起的心肌的炎症性病变。多种因素如感染、物理和化学因素均可引起心肌炎，所造成心肌损害的轻重程度 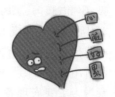 差别很大，临床表现各异，轻症患者无任何症状，而重症患者可发生心力衰竭、心源性休克甚至猝死。大部分患者经治疗可痊愈，有些患者在急性期之后发展为扩张型心肌病改变，可反复发生心力衰竭。

二、常见病因

（1）感染性因素。病毒如柯萨奇病毒、艾柯病毒、流感病毒、腺病毒、肝炎病毒等；细菌如白喉杆菌、链球菌等；真菌；立克次体；螺旋体；原虫等，其中病毒性心肌炎最常见。

（2）自身免疫性疾病。如系统性红斑狼疮、巨细胞性心肌炎

（3）物理因素。如胸部放射性治疗引起的心肌损伤。

（4）化学因素。如多种药物如一些抗生素、

肿瘤化疗药物等。

三、常见症状

心肌炎可发生于各年龄的人群,以青壮年发病较多。对于感染性原因引起的心肌炎,常先有原发感染的表现,如病毒性者常有发热、咽痛、咳嗽、呕吐、腹泻、肌肉酸痛等,大多在病毒感染1~3周后出现心肌炎的症状。心肌炎的临床症状与心肌损害的特点有关,如以心律失常为主要表现者可出现心悸、严重者可有黑矇和晕厥;以心力衰竭为主要表现者可出现心力衰竭的各种症状如呼吸困难等;严重者发生心源性休克而出现休克的相关表现;若炎症累及心包膜及胸膜时,可出现胸闷、胸痛症状;有些患者亦可有类似心绞痛的表现。

四、预防与治疗

1. 预防

(1) 在感冒流行季节或气候骤变情况下,要减少外出,出门应戴口罩并适当增添衣服,还应少去人群密集之处。

(2) 发病前1~3周有上呼吸道或肠道感染,出现心悸、胸闷、胸痛等症状请及时就医。患者常在发病前1~3周有上呼吸道或肠道感染史。

2. 治疗

1) 药物治疗

(1) 维生素C。可以改善心肌代谢促进心肌恢复,消除自由基作用。

(2) 辅酶 Q10。有保护心肌的作用。

(3) 6-二磷酸果糖。可改善心肌代谢。

(4) 黄芪。有抗病毒及保护心脏的作用,可长期口服或肌注。

2)纠正心律失常

基本上按一般心律失常处理,有阿斯综合征发作者,应及时安置人工心脏起搏器。

3)心力衰竭和休克的防治

重症病毒性心肌炎可并发心衰或休克,有心力衰竭者应给予低盐饮食和吸氧,药物的治疗使用洋地黄类,对于顽固性心力衰竭也可应用非洋地黄类正性肌力药物,如多巴酚丁胺、多培沙明、氨力农、米力农等。

对原发病毒感染,一些中草药如板蓝根、连翘、大青叶、虎杖等初步实验研究认为可能对病毒感染有效。

五、护理小贴士

心肌炎患者应卧床休息、保证充足的睡眠、减少心肌耗氧量,促进心肌的恢复,急性期至少休息到退热后 3~4 周。

1. 一般护理

(1) 注意保暖,防止感冒。

(2) 长期早搏者注意避免剧烈运动,生活有规律,避免精神紧张。

（3）多食蔬菜、水果。多食含维生素 C 的水果：橘子、番茄等。

（4）忌高盐饮食,心力衰竭患者食盐量应低于正常者一半。

（5）饮食宜高蛋白、高热量、高维生素。

（6）忌暴饮暴食,忌食辛辣、熏烤、煎炸之品。

（7）应戒烟戒酒。

2. 运动

（1）卧床休息早期、合理的休息极为重要。一般的心肌炎患者需卧床休息至体温下降后 3～4 周,有心力衰竭或心脏扩大者应休息 0.5～1 年,或至心脏大小恢复正常,血沉正常之后。

（2）病毒性心肌炎恢复期时,心功能正常,无明显的心律失常者,可参加适当的体育锻炼,如散步、气功等,以不感到疲劳及不适为度。

（3）不要熬夜,不要长时间工作学习。

28

湿疹

一、疾病简介

湿疹是由多种内外因素引起的瘙痒剧烈的一种皮肤炎症反应。按皮损表现分急性、亚急性、慢性 3 期。急性期具渗出倾向，慢性期则浸润、肥厚。有些患者直接表现为慢性湿疹。皮损具有多形性、对称性、瘙痒和易反复发作等特点。

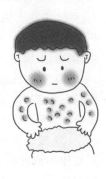

二、常见病因

湿疹病因复杂，常为内外因相互作用结果。内因如慢性消化系统疾病、精神紧张、失眠、过度疲劳、情绪变化、内分泌失调、感染、新陈代谢障碍等，外因如生活环境、气候变化、食物等均可影响湿疹的发生。外界刺激如日光、寒冷、干燥、炎热、热水烫洗以及各种动物皮毛、植物、化妆品、肥皂、人造纤维等均可诱发。湿疹是复杂的内外因子引起的一种迟发型变态反应。

三、常见症状

(1)急性湿疹。皮损初为多数密集的粟粒大小的丘疹、丘疱疹或小水疱,基底潮红,逐渐融合成片,由于搔抓,丘疹、丘疱疹或水疱顶端抓破后呈明显的点状渗出及小糜烂面,边缘不清。如继发感染,炎症更明显,可形成脓疱、脓痂、毛囊炎、疖等。自觉剧烈瘙痒。好发于头面、耳后、四肢远端、阴囊、肛周等,多对称发布。

(2)亚急性湿疹。急性湿疹炎症减轻后,皮损以小丘疹、结痂和鳞屑为主,仅见少量丘疱疹及糜烂。仍有剧烈瘙痒。

(3)慢性湿疹。常因急性、亚急性湿疹反复发作不愈而转为慢性湿疹;也可开始即为慢性湿疹。表现为患处皮肤增厚、浸润,棕红色或色素沉着,表面粗糙,覆鳞屑,或因抓破而结痂。自觉瘙痒剧烈。常见于小腿、手、足、肘窝、腘窝、外阴、肛门等处。病程不定,易复发,经久不愈。

四、预防与治疗

1. 预防

(1)避免自身可能的诱发因素。

(2)避免各种外界刺激,如热水烫洗,过度搔抓、清洗及接触可能致敏的物质如皮毛制剂等。少接触化学成分用品,如肥皂、洗衣粉、洗涤精等。

（3）避免可能致敏和刺激性食物，如辣椒、浓茶、咖啡、酒类。

（4）在专业医师指导下用药，切忌乱用药。

2. 治疗

湿疹病因复杂，治疗好转后仍易反复发作，难根治。因临床形态和部位各有特点，故用药因人而异。

（1）一般防治原则。寻找可能诱因，如工作环境、生活习惯、饮食、嗜好、思想情绪等，以及有无慢性病灶和内脏器官疾病。

（2）内用疗法。选用抗组胺药止痒，必要时两种配合或交替使用。泛发性湿疹可口服或注射糖皮质激素，但不宜长期使用。

（3）外用疗法。根据皮损情况选用适当剂型和药物。急性湿疹局部生理盐水、3% 硼酸或 $1:2\,000 \sim 1:10\,000$ 高锰酸钾溶液冲洗、湿敷、炉甘石洗剂收敛、保护。亚急性、慢性湿疹应用合适的糖皮质激素霜剂、焦油类制剂或免疫调节剂，如他克莫司软膏、匹美莫司软膏。继发感染者加抗生素制剂。

五、护理小贴士

1. 日常护理

（1）冬季洗澡不要太勤，每周 1～2 次。

（2）洗澡水不要太热，一般保持在 40℃。

（3）少用碱性大的肥皂等清洁用品，少搓澡。

（4）保持房间的温度与湿度。

2. 饮食调理

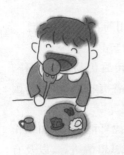

（1）适当补充维生素，多吃胡萝卜、绿叶蔬菜、水果等富含维生素的食品。

（2）避免食用一些刺激性食物，如葱、姜、蒜、浓茶、咖啡、酒类及其他容易引起过敏的食物，如鱼、虾等海味。

3. 其他注意事项

少接触化学成分用品，如肥皂、洗衣粉、洗涤精等。

29

肺结核

一、疾病简介

结核病是由结核分枝杆菌引起的慢性传染病,可侵及许多脏器,以肺部结核感染最为常见。排菌者为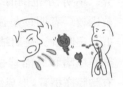其重要的传染源。人体感染结核菌后不一定发病,当抵抗力降低或细胞介导的变态反应增高时,才可能引起临床发病。若能及时诊断,并予合理治疗,大多可获临床痊愈。

二、常见病因

结核菌属于放线菌目,分枝杆菌科的分枝杆菌属,为有致病力的耐酸菌,主要分为人、牛、鸟、鼠等型。对人有致病性者主要是人型菌,牛型菌少有感染。结核菌对药物的耐药性,可由菌群中先天耐药菌发展而形成,也可由于在人体中单独使用一种抗结核药而较快产生对该药的耐药性,即获得耐药菌。耐药菌可造成治疗上的困难,影响疗效。

三、常见症状

1. 症状

有较密切的结核病接触史,起病可急可缓,

多为低热（午后最盛）、盗汗、乏力、食欲缺乏、消瘦、女性月经失调等；呼吸道症状有咳嗽、咳痰、咯血、胸痛、不同程度胸闷或呼吸困难。

2. 体征

肺部体征依病情轻重、病变范围不同而有差异。早期、小范围的结核不易查到阳性体征，病变范围较广者叩诊呈浊音，语颤增强，肺泡呼吸音低和湿啰音。晚期结核形成纤维化，局部收缩使胸膜塌陷和纵隔移位。在结核性胸膜炎者早期有胸膜摩擦音，形成大量胸腔积液时，胸壁饱满，叩诊浊实，语颤和呼吸音减低或消失。

3. 肺结核的分型和分期

1) 肺结核分型

（1）原发型肺结核（Ⅰ型）。肺内渗出病变、淋巴管炎和肺门淋巴结肿大的哑铃状改变的原发综合征，或仅表现为肺门和纵隔淋巴结肿大。

（2）血行播散型肺结核（Ⅱ型）。包括急性粟粒性肺结核和慢性或亚急性血行播散型肺结核两型。急性粟粒型肺结核：两肺散在的粟粒大小的阴影，大小一致密度相等，分布均匀的粟粒状阴影，随病期进展，可互相融合；慢性或亚急性血行播散型肺结核：两肺出现大小不一、新旧病变不同，分布不均匀，边缘模糊或锐利的结节和索条阴影。

（3）继发型肺结核（Ⅲ型）。本型中包括病变以增殖为主、浸润病变为主、干酪病变为主或空洞为主的多种改变。浸润型肺结核：X线常为云絮状或小片状浸润阴影,边缘模糊(渗出性)或呈结节、索条状(增殖性)病变,大片实变或球形病变(干酪性—可见空洞)或钙化;慢性纤维空洞型肺结核:多在两肺上部,亦为单侧,大量纤维增生,其中空洞形成,呈破棉絮状,肺组织收缩,肺门上提,肺门影呈"垂柳样"改变,胸膜肥厚,胸廓塌陷,局部代偿性肺气肿。

(4)结核性胸膜炎(Ⅳ型)。病侧胸腔积液,小量为肋膈角变浅,中等量以上积液为致密阴影,上缘呈弧形。

2)分期

(1)进展期。新发现的活动性肺结核,随访中病灶增多增大,出现空洞或空洞扩大,痰菌检查转阳性,发热等临床症状加重。

(2)好转期。随访中病灶吸收好转,空洞缩小或消失,痰菌转阴,临床症状改善。

(3)稳定期。空洞消失,病灶稳定,痰菌持续转阴性(1个月1次)达6个月以上;或空洞仍然存在,痰菌连续转阴1年以上。

四、预防与治疗

1. 预防

(1)控制传染源。结核病的主要传染源是继发性肺结核患者,传染性的大小取决于痰内菌量的多少。结核病传染源中危害最严

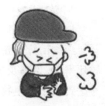

重的是那些未被发现和未给予治疗管理或治疗不合理的涂片阳性患者。因此,早期发现患者,尤其是菌阳性者,并及时给予合理的化疗是现代防痨工作的中心环节。

(2)切断传染途径。结核菌主要通过呼吸道传染(咳嗽、打喷嚏、大笑、大声说话等),因此禁止随地吐痰。对菌阳性患者的痰、日用品,以及周围的东西要加以消毒和适当处理,室内可用紫外线照射消毒,患者用过的食具可煮沸,被褥在烈日下暴晒,痰盒便器可用 5% ~ 10% 甲酚(来苏尔)浸泡;平时应保持室内通风、空气清洁、勤洗澡、勤换衣。

(3)保护易感人群。婴幼儿细胞免疫系统不完善,老年人、HIV 感染者、免疫抑制剂使用者、慢性疾病患者等免疫力低下,都是结核病的易感人群。保护易感人群应做到:接种卡介苗,提高抗感染和自我保护能力,树立良好的卫生、生活行为习惯,不抽烟、不酗酒、勤洗澡、保证充足的睡眠,平衡膳食、合理营养,加强体育锻炼,预防感冒,合理使用抗生素;减少与结核病患者接触,探视患者应在医生允许情况下或戴口罩等采取预防措施。

2. 治疗

1)药物治疗

药物治疗的主要作用在于缩短传染期、降低病死率、感染率及患病率。对于每个具体患者,则为达到临床及生物学治愈的主要措施,合理化治疗是指对活动性结核病坚持早期、联用、适量、规律和全程使用敏感药物的原则。

（1）早期治疗。一旦发现和确诊后立即给药治疗。

（2）联用。根据病情及抗结核药的作用特点，联合两种以上药物，以增强与确保疗效。

（3）适量。根据不同病情及不同个体规定不同给药剂量。

（4）规律。患者必须严格按照治疗方案规定的用药方法，有规律地坚持治疗，不可随意更改方案或无故随意停药，亦不可随意间断用药。

（5）全程。患者必须按照方案所定的疗程坚持治满疗程，短程通常为 6～9 个月。一般而言，初治患者按照上述原则规范治疗，疗效高达 98％，复发率低于 2％。

2）手术治疗

外科手术已较少应用于肺结核治疗。对直径＞3 cm 的结核球与肺癌难以鉴别时，复治的单侧纤维厚壁空洞、长期内科治疗未能使痰菌转阴者，或单侧的毁损肺伴支气管扩张、已丧失功能并有反复咯血或继发感染者，可作肺叶或全肺切除。手术治疗禁忌证有：支气管黏膜活动性结核病变，而又不在切除范围之内者全身情况差或有明显心、肺、肝、肾功能不全。只有药物治疗失败无效时才考虑手术，手术前后患者无例外也要应用抗结核药。

五、护理小贴士

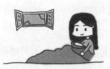

（1）适当休息。应注意卧床休息，急性期过后可适当锻炼身体。

（2）卧室注意通风。保持空气新鲜，但避免吹对流风以防感冒。因小儿常有盗汗，应将衣服被褥经常更换。

（3）止咳祛痰。咳嗽较重时，应适当给以止咳祛痰药物口服，避免剧烈咳嗽，防止痰块、血块堵塞较大的气道而引起窒息。

（4）饮食合理。因肺结核属慢性消耗性疾病，对体力消耗较大，故应给予高蛋白、高热量及新鲜水果和蔬菜，以帮助患儿及早恢复健康。

（5）隔离与预防。为了防止肺结核杆菌播散和及时治疗患者，应及早发现，早隔离，早治疗，早预防。

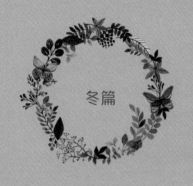

冬篇

小至

天时人事日相催　冬至阳生春又来
刺绣五纹添弱线　吹葭六管动浮灰
岸容待腊将舒柳　山意冲寒欲放梅
云物不殊乡国异　教儿且覆掌中杯
　　　　　　——杜甫

30

冠心病

一、疾病简介

冠状动脉粥样硬化性心脏病是冠状动脉血管发生动脉粥样硬化病变而引起血管腔狭窄或阻塞,造成心肌缺血、缺氧或坏死而导致的心脏病,常常被称为"冠心病"。但是冠心病的范围可能更广泛,还包括炎症、栓塞等导致管腔狭窄或闭塞。世界卫生组织将冠心病分为5种临床类型:无症状心肌缺血(隐匿性冠心病)、心绞痛、心肌梗死、缺血性心力衰竭(缺血性心脏病)和猝死。临床中常常分为稳定性冠心病和急性冠状动脉综合征。

二、常见病因

冠心病的危险因素包括可改变的危险因素和不可改变的危险因素。了解并干预危险因素有助于冠心病的防治。

(1)可改变的危险因素。高血压、血脂异常(总胆固醇过高或低密度脂蛋白胆固醇过高、甘油三酯过高、高密度脂蛋白胆固醇过低)、超重/肥胖、高血糖/糖尿病,不良生活方式包括吸烟、不合理膳食(高脂肪、高胆固醇、高热量等)、缺少体力活动、过量饮酒,以及社会心理因素。

(2) 不可改变的危险因素。性别、年龄、家族史。此外,与感染有关,如巨细胞病毒、肺炎衣原体、幽门螺杆菌等。

(3) 诱发因素。冠心病的发作常常与季节变化、情绪激动、体力活动增加、饱食、大量吸烟和饮酒等有关。

三、常见症状

1. 症状

(1) 典型胸痛。因体力活动、情绪激动等诱发,突感心前区疼痛,多为发作性绞痛或压榨痛,也可为憋闷感。疼痛从胸骨后或心前区开始,向上放射至左肩、臂,甚至小指和无名指,休息或含服硝酸甘油可缓解。胸痛放射的部位也可涉及颈部、下颌、牙齿、腹部等。胸痛也可出现在静息状态下或夜间,由冠脉痉挛所致,也称变异型心绞痛。疼痛逐渐加剧、变频,持续时间延长,祛除诱因或含服硝酸甘油不能缓解,此时往往怀疑不稳定心绞痛。发生心肌梗死时胸痛剧烈,持续时间长(常常超过半小时),硝酸甘油不能缓解,并可有恶心、呕吐、出汗、发热,甚至发绀、血压下降、休克、心力衰竭。

(2) 一部分患者的症状并不典型,仅仅表现为心前区不适、心悸或乏力,或以胃肠道症状为主。某些患者可能没有疼痛,如老年人和糖尿病患者。

(3)猝死。约有1/3的患者首次发作冠心病表现为猝死。

(4)其他。可伴有全身症状,如发热、出汗、惊恐、恶心、呕吐等。

2. 体征

心绞痛患者未发作时无特殊。患者可出现心音减弱,心包摩擦音。并发室间隔穿孔、乳头肌功能不全者,可于相应部位闻及杂音。心律失常时听诊心律不规则。

四、预防与治疗

1. 预防

预防冠心病首先要从生活方式和饮食做起,主要目的是控制血压、血脂、血糖等,降低心脑血管疾病复发的风险。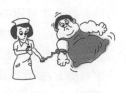

(1)起居有常,早睡早起,避免熬夜工作,临睡前不看紧张、恐怖的小说和电视。

(2)身心愉快,忌暴怒、惊恐以及过喜。

(3)控制饮食,饮食且清淡,易消化,少食油腻、脂肪、糖类。要多食蔬菜和水果,少食多餐,晚餐量少,为宜喝浓茶、咖啡。

(4)戒烟少酒。吸烟是造成心肌梗死、中风的重要因素,应绝对戒烟,少量饮啤酒、黄酒、葡萄酒等低度酒可促进血脉流通,气血调和,但不能喝烈性酒。

(5) 劳逸结合,避免过重体力劳动或突然用力,饱餐后不宜运动。

(6) 体育锻炼,运动应根据各人自身的身体条件、兴趣爱好选择。如打太极拳、乒乓球、健身操等。要量力而行,使全身气血流通,减轻心脏负担。

2. 治疗

(1) 生活习惯改变。戒烟限酒,低脂低盐饮食,适当体育锻炼,控制体重等。

(2) 药物治疗。目的是缓解症状,减少心绞痛的发作及心肌梗死;延缓冠状动脉粥样硬化病变的发展,并减少冠心病病死率。规范药物治疗可以有效地降低冠心病患者的病死率和再缺血事件的发生,并改善患者的临床症状。而对于部分血管病变严重甚至完全阻塞的患者,在药物治疗的基础上,血管再建治疗可进一步降低患者的病死率。包括抗血栓(抗血小板、抗凝),减轻心肌氧耗(β受体阻滞剂),缓解心绞痛(硝酸酯类),调脂稳定斑块(他汀类调脂药)。

(3) 血运重建治疗。包括介入治疗(血管内球囊扩张成形术和支架植入术)和外科冠状动脉旁路移植术。经皮冠状动脉腔内成形术(PTCA)应用特制的带气囊导管,经外周动脉(股动脉或桡动脉)送到冠脉狭窄处,充盈气囊可扩张狭窄的管腔,改善血流,并在已扩开的狭窄处放置支架,预防再狭窄。适用于药物控制不良的稳定型心绞痛、不稳定型心绞痛和心肌梗死患者。冠状动脉旁路移植术通过恢复心肌血流的灌注,缓解胸痛和局部缺血、改善患者的生活质量,并可以延长患者的生命。适用于严重冠状动脉病变的患者,不能接受介入治疗或治疗后复发的患者,以及心肌梗死后心绞痛,或出现室壁瘤、二尖瓣关闭不全、室间隔穿孔等并发症时,在治疗并发症的同时,应该行冠状动脉搭桥术。

药物治疗是所有治疗的基础。介入和外科手术治疗后也要坚持长期的标准药物治疗。对同一患者来说,处于疾病的某一个阶段时可用药物理想地控制,而在另一阶段时单用药物治疗效果往往不佳,需要将药物与介入治疗或外科手术合用。

五、护理小贴士

1. 一般护理

(1)规律生活,按时作息,避免劳累睡眠不足,因为睡眠剥夺是心绞痛发作的诱因之一。

(2)避免精神压力,正确处理学习生活中的压力,不要让他们成为精神负担。平时不要过于疲劳,不要去人过于多的歌厅舞厅游戏厅光线闪烁,声音嘈杂的地方,以免受到刺激发作。

(3)在室外要避免登高、戏水、驾驶等危险活动,多做些有氧的运动。不要把门反锁,外出时携带急救药物,以备发心绞痛时服用。

2. 急性期护理

（1）急性期需绝对卧床休息，病情稳定后可在床上、床边、室内、室外逐步增加活动范围及活动量。

（2）低盐低脂、低胆固醇、低热量易消化饮食为佳，多吃水果蔬菜、但要少食多餐，有心衰时控制钠盐及水分摄入，禁烟、酒、浓茶。

（3）正确合理的服用药物。

3. 冠心病患者的运动

（1）以有氧训练为主，包括步行、骑车、打太极拳或小负荷的力量练习。

（2）身体较好、病情稳定、经常运动的强度可达到 70%～85% 的最大心率。体弱、缺乏运动的应该 60%～75% 为宜。

（3）持续时间。每次运动时间在 30～60 分钟；运动频率为每周 3～5 次。

4. 冠心病患者的康复

（1）外出离家时，确保带硝酸甘油片或麝香保心丸。

（2）不要猛然起床，夜间排尿或门铃响时要慢慢起身，以防突然起身诱发心绞痛。

（3）洗澡、洗头时，水温不宜过高或过低，水温在 35～37℃ 为宜。洗澡时间不宜过长，每次不超过 30 分钟，以免加重心脏负担。

（4）上厕所时应选用坐式。便秘时及时用药，不要用力过猛，以免诱发心绞痛。

（5）睡前不宜吃东西，不喝太多水，不要服药后立即睡觉。

（6）被褥应宽松、松软；枕头不可太硬太高。

（7）看电视时不要过分激动，不要长时间玩麻将、用脑、精神紧张、过分疲劳容易诱发心绞痛。

慢性阻塞性肺疾病

一、疾病简介

慢性阻塞性肺疾病，即 chronic obstructive pulmonary disease（COPD），是一种以气道和肺部炎症为主要发病机制，引起气道和肺部结构改变、黏液纤毛功能障碍等病变，最终导致不完全可逆性气流受限为特征的慢性气道疾病。COPD 可引起肺功能进行性减退，严重影响患者的劳动力和生活质量，从而造成巨大的社会经济负担。

二、常见病因

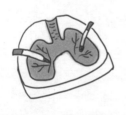

（1）长期吸烟。在 COPD 众多病因中，大约有 80％的危险因素是由吸烟引起的。一项研究资料显示，吸烟人群 COPD 患病率为 13.2％，显著高于不吸烟人群。吸烟年龄越早，吸烟量越大，COPD 患病的可能性越高，病死率也更高。

（2）职业性粉尘和化学物质接触。从事采矿、采石、铸造、油漆、化工等职业的人患 COPD 的危险性增大，而且接触这些粉尘、化学物质的时间越长，呼吸道症状的发生率越高，患 COPD

的危险性越大。

（3）室内空气污染和生物燃料。在通风条件较差的室内,燃烧生物燃料,进行取暖或烹饪,造成室内空气污染是导致 COPD 的一个很重要的危险因素,这一点在发展中国家的女性中尤为明显。

（4）反复呼吸道感染。呼吸道感染是 COPD 急性加重的主要诱发因素,反复呼吸道感染可导致肺功能的下降,加速 COPD 的疾病进程。

三、常见症状

（1）慢性咳嗽。常为最早出现的症状,随病程发展可终身不愈,常晨间咳嗽明显,夜间有阵咳或排痰。当气道严重阻塞,通常仅有呼吸困难而不表现出咳嗽。

（2）咳痰。一般为白色黏液或浆液性泡沫痰,偶可带血丝,清晨排痰较多。急性发作期痰量增多,可有脓性痰。

（3）气短或呼吸困难。慢性阻性肺疾病的主要症状,早期在劳力时出现,后逐渐加重,以致在日常生活甚至休息时也感到气短。但由于个体差异常,部分人可耐受。

（4）喘息和胸闷。部分患者特别是重度患者或急性加重时出现的。

（5）其他。疲乏、消瘦、焦虑等常在慢性阻塞性肺疾病病情严重时出现。

四、预防与治疗

1. 预防

1）戒烟

吸烟是导致 COPD 的主要危险因素，不去除病因，单凭药物治疗难以取得良好的疗效。因此，阻止 COPD 发生和进展的关键措施是戒烟。

2）减少室内空气污染

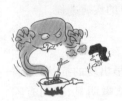

避免在通风不良的空间燃烧生物燃料，如烧柴做饭、在室内生炉火取暖、被动吸烟等。

3）防治呼吸道感染

积极预防和治疗上呼吸道感染。秋冬季节注射流感疫苗；避免到人群密集的地方；保持居室空气新鲜；发生上呼吸道感染应积极治疗。

4）加强锻炼

根据自身情况选择适合自己的锻炼方式，如散步、慢跑、游泳、爬楼梯、爬山、打太极拳、跳舞等。

5）呼吸功能锻炼

COPD 患者治疗中一个重要的目标是保持良好的肺功能，只有保持良好的肺功能才能使患者有较好的活动能力和良好的生活质量。因此，呼吸功能锻炼非常重要。患者可通过做呼吸瑜伽、呼吸操、深慢腹式阻力呼吸功能锻炼、唱歌、吹口哨、吹笛子等进行肺功能锻炼。

6) 耐寒能力锻炼

耐寒能力的降低可以导致 COPD 患者出现反复的上呼吸道感染，因此耐寒能力对于 COPD 患者显得同样很重要。患者可采取从夏天开始用冷水洗脸；每天坚持户外活动等方式锻炼耐寒能力。

2. 治疗

（1）稳定期治疗。可采用非药物治疗：戒烟，运动或肺康复训练，接种流感疫苗与肺炎疫苗。

（2）康复治疗。如理疗、高压负离子氧疗等对 COPD 患者肺功能的康复有利。

（3）心理调适。良好的心情将有利于患者积极面对疾病、增加治疗的顺从性，并有利于建立良好的人际关系，这将更有利于疾病的恢复。

（4）饮食调节。多吃水果和蔬菜，可以吃肉、鱼、鸡蛋、牛奶、豆类、荞麦。吃饭时少说话，呼吸费力吃得慢些。胖的要减肥，瘦的要加强营养，少食多餐。

（5）长期家庭氧疗。如有呼吸衰竭建议长期低流量吸氧，每天超过 15 小时。

（6）药物治疗。现有药物治疗可以减少或消除患者的症状、提高活动耐力、减少急性发作次数和严重程度以改善健康状态。吸入治疗为首选，教育患者正确使用各种吸入器，向患者解释治疗的目的和效果，有助于患者坚持治疗。包括

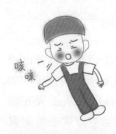

支气管扩张剂、吸入糖皮质激素、祛痰和镇咳、抗氧化剂。

（7）急性加重期治疗。①吸氧：目标是维持血氧饱和度达88%～92%。②支气管扩张剂：吸入短效的支气管扩张剂，如异丙托溴铵、沙丁胺醇。③全身糖皮质激素：2014年GOLD指南更新版推荐甲强龙，连续用药5天。④抗感染药物：以下三种情况需要使用：呼吸困难加重，痰量增多，咳脓痰；脓痰增多，并有其他症状；需要机械通气。

五、护理小贴士

1. 氧疗护理

COPD的氧疗指征（需长期吸氧的状况）：①$PaO_2 \leqslant 55$ mmHg 或 $SaO_2 \leqslant 88\%$，有或没有高碳酸血症；②PaO_2 55～60 mmHg 或 $SaO_2 \leqslant 88\%$，并伴有肺动脉高压、心力衰竭所致的水肿或红细胞增多症。持续低流量吸氧，1～2 L/min，每天15小时以上，对COPD慢性呼吸衰竭者可提高其生活质量和生存率。

2. 氧疗注意事项

（1）注意用氧安全，做好"四防"，即防震、防火、防热、防油。防震：氧气筒在搬运时避免倾倒或撞击。防火、防热：氧气筒应放在阴凉处，周围严禁烟火及易燃品，至少距离明火5 m，距暖气

1 m，以防引起燃烧。防油：氧气表及螺旋口勿上油，也不用带油的手装卸。

（2）使用氧气时，应先调节氧流量后应用。停用氧气时，应先拔除鼻导管或拿开面罩后再关闭呼吸机、制氧机或氧气筒。

（3）湿化瓶内可放入冷开水或蒸馏水等湿化液，液体量约为瓶身的 $1/2\sim2/3$。每日更换湿化瓶和湿化液，每日消毒湿化瓶。

（4）氧气筒内氧气勿用尽，压力表要至少保留 $5\ kg/cm^2$（1 MPa），以免灰尘进入筒内，再充气时引起爆炸。

（5）观察患者反应，如心率变慢、血压回升、呼吸平稳、皮肤红润温暖、发绀消失，说明缺氧症状改善。如有不适，请及时与医院联系。如出现机器使用问题，请及时与售后人员联系解决。

32

肺炎

一、疾病简介

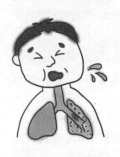

肺炎是指终末气道、肺泡和肺间质的炎症。可由细菌、病毒、真菌、寄生虫等致病微生物，以及放射线、吸入性异物等理化因素引起。临床主要症状为发热、咳嗽、咳痰、痰中带血，可伴胸痛或呼吸困难等。细菌性肺炎采用抗生素治疗，7～10天多可治愈。病毒性肺炎的病情稍轻，抗生素治疗无效。

二、常见病因

引起肺炎的原因很多，如细菌(肺炎球菌、甲型溶血性链球菌、金黄色葡萄球菌、肺炎克雷白杆菌、流感嗜血杆菌、铜绿假单胞菌等)、病毒(冠状病毒、腺病毒、流感病毒等)、真菌(白念珠菌、曲霉菌、放射菌等)、非典型病原体(如军团菌、支原体、衣原体、原虫等)、理化因素(放射性、胃酸吸入、药物等)。按病程分为急性肺炎、迁延性肺炎、慢性肺炎。

三、常见症状

本病起病急骤,常有淋雨、受凉、劳累等诱因,约 1/3 患者有上呼吸道感染史。自然病程 7～10 天。

(1) 寒战、高热。典型症状为突然寒战、高热,体温高达 39～40℃,呈稽留热型,伴有头痛、全身肌肉酸软、食欲缺乏。使用抗生素后热型不典型,年老体弱者仅有低热或不发热。

(2) 咳嗽、咳痰。早期为刺激性干咳,继而咯出白色黏液痰或带血丝痰,1～2 天后,可咯出黏液血性痰、铁锈色痰、脓性痰,消散期痰量增多,痰黄而稀薄。

(3) 胸痛。常有剧烈胸痛,呈针刺样,随咳嗽或深呼吸而加重,可向肩或腹部放射。下叶肺炎可刺激隔胸膜引起腹痛,可被误诊为急腹症。

(4) 呼吸困难。因肺实变致通气不足、气体交换障碍、动脉血氧饱和度降低而出现发绀、胸痛、呼吸困难。

(5) 其他症状。少数有恶心、呕吐、腹胀或腹泻等胃肠道症状,重症时可出现神志模糊、烦躁、嗜睡、昏迷等。

四、预防与治疗

1. 预防

(1) 每日开窗通风,保持室内空气新鲜,通风时注意保暖,避免着凉。

（2）咳嗽咳痰时，尽量将痰液咳出，咳痰后漱口。

（3）避免受凉、淋雨、吸烟、酗酒，防止过度疲劳，有皮肤痛、疖、伤口感染、毛囊炎、蜂窝织炎时应及时就诊，这也是肺炎的预防方法。

（4）注意休息，劳逸结合，生活有规律，参加体育锻炼，防止感冒。

（5）注意饮食，进食高蛋白，高热量，高维生素，易消化的饮食，补充机体消耗防止继发感染。多吃富含维生素 A 的食物，能促进呼吸道黏膜的健康。

（6）增加户外活动，以增强免疫功能，尤其是呼吸道的抗病能力，即使是在冬天也要定时换气，以保持室内空气新鲜，稀释致病微生物空气中的浓度。

2. 治疗

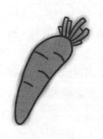

患者除了卧床休息、大量饮水、吸氧、积极排痰外，肺炎治疗的最主要环节是抗感染。

（1）细菌性肺炎的治疗包括针对病原体治疗和经验性治疗。前者根据痰培养和药物敏感试验结果，选择体外试验敏感的抗菌药物；后者主要根据本地区肺炎病原体流行病学资料，选择可能覆盖病原体的抗菌药物。此外，还应根据患者的年龄、基础疾病、疾病严重程度、是否有误吸等因素，选择抗菌药物和给药途径。

（2）疑为肺炎马上给予首剂抗菌药物。病情稳定后可将静脉途径改为口服治疗。肺炎抗菌药物疗程至少 5 天，多数患者要 7～10 天或更长疗程，体温正常 48～72 小时，无肺炎任何一项临床不稳定征象可停用抗菌药物。

五、护理小贴士

（1）健康教育。加强营养、增强体质。进食高蛋白、高维生素饮食，开展户外活动，进行体格锻炼，尤其加强呼吸运动锻炼，改善呼吸功能。易患呼吸道感染者，在寒冷季节或气候骤变外出时，应注意保暖，避免着凉。

（2）环境调整。保持病室环境舒适、空气流通和适宜的温湿度；使患者尽量保持安静，以减少氧气的需要量，按医嘱使用抗生素治疗，并观察治疗效果。

（3）保持呼吸道通畅。密切监测生命体征和呼吸窘迫程度以帮助了解疾病的发展情况，帮助患者取合适体位，抬高床头 30°～60°，以利于呼吸运动和上呼吸道分泌物排出；鼓励患者患侧卧位以减轻疼痛、减少咳嗽，帮助清除呼吸道分泌物；指导患者进行有效咳嗽，排痰前协助转换体位，同时予以轻拍背部（可五指并拢、稍向内合掌、由下向上、由外向内地轻拍背部），边拍边鼓励其咳嗽。

（4）氧疗法。氧疗法有助于改善低氧血症，气促、发绀者应给予吸氧治疗,同时评估和记录治疗效果。

(5) 发热的护理。发热要采取相应的降温措施。发热可使机体代谢加快,耗氧量增加,使机体缺氧加重,故应监测体温,警惕高热惊厥的发生。

33

高血压

一、疾病简介

高血压是指以体循环动脉血压[收缩压和(或)舒张压]增高为主要特征(收缩压≥140 mmHg,舒张压≥90 mmHg),可伴 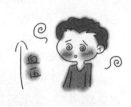 有心、脑、肾等器官的功能或器质性损害的临床综合征。高血压是最常见的慢性病,也是心脑血管病最主要的危险因素。

二、常见病因

(1)遗传因素。大约60％的高血压患者有家族史。目前认为是多基因遗传所致,30％～50％的高血压患者有遗传背景。

(2)精神和环境。长期的精神紧张、激动、焦虑,受噪声或不良视觉刺激等因素也会引起高血压的发生。

(3)年龄。发病率有随着年龄增长而增高的趋势,40岁以上者发病率高。

(4)生活习惯。膳食结构不合理,如过多的钠盐、低钾饮食、大量饮酒、摄入过多的饱和脂肪酸均可使血压升高。吸烟可加速动脉粥样硬化的过程,为高血压的危险因素。

（5）药物影响。避孕药、激素、消炎止痛药等均可影响血压。

（6）其他疾病影响。肥胖、糖尿病、睡眠呼吸暂停低通气综合征、甲状腺疾病、肾动脉狭窄、肾脏实质损害、肾上腺占位性病变、嗜铬细胞瘤、其他神经内分泌肿瘤等。

三、常见症状

（1）早期可能无症状或症状不明显,常见的是头晕、头痛、颈项板紧、疲劳、心悸等。仅仅会在劳累、精神紧张、情绪波动后发生血压升高,并在休息后恢复正常。

（2）随着病程延长,血压明显持续升高,逐渐会出现各种症状,包括头痛、头晕、注意力不集中、记忆力减退、肢体麻木、夜尿增多、心悸、胸闷、乏力等。

（3）当血压突然升高到一定程度时甚至会出现剧烈头痛、呕吐、心悸、眩晕等症状,严重时会发生神志不清、抽搐,多会在短期内发生严重的心、脑、肾等器官的损害和病变,如中风、心肌梗死、肾衰竭等。症状与血压升高的水平并无一致的关系。

（4）继发性高血压的临床表现主要是有关基础病的症状和体征,高血压仅是其症状之一。继发性高血压患者的血压升高可具有其自身特点,如主动脉缩窄所致的高血压可仅限于上肢;嗜铬细胞瘤引起的血压增高呈阵发性。

四、预防与治疗

1. 预防

高血压是一种可防可控的疾病,对血压130～139/85～89 mmHg正常高值阶段、超重/肥胖、长期高盐饮食、过量饮酒者应进行重点干预,定期健康体检,积极控制危险因素。针对高血压患者,应定期随访和测量血压,尤其注意清晨血压的管理,积极治疗高血压(药物治疗与生活方式干预并举),减缓靶器官损害,预防心脑肾并发症的发生,降低致残率及病死率。

2. 治疗

1) 治疗目的及原则

高血压治疗的主要目标是血压达标,降压治疗的最终目的是最大限度地减少高血压患者心、脑血管病的发生率和病死率。降压 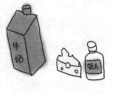 治疗应该确立血压控制目标值。另一方面,高血压常常与其他心、脑血管病的危险因素合并存在。例如,高胆固醇血症、肥胖、糖尿病等,协同加重心血管疾病危险,治疗措施应该是综合性的。不同人群的降压目标不同,一般患者的降压目标为140/90 mmHg以下,对合并糖尿病或肾病等高危患者,应酌情降至更低。

(1) 改善生活行为。减轻并控制体重;减少钠盐摄入;补充钙和钾盐;减少脂肪摄入;增加运动;戒烟、限制饮酒;减轻精神压力,保持心理平衡。

(2)血压控制标准个体化。由于病因不同,高血压发病机制不尽相同,临床用药分别对待,选择最合适药物和剂量,以获得最佳疗效。

(3)多重心血管危险因素协同控制。降压治疗后尽管血压控制在正常范围,血压升高以外的多种危险因素依然对预后产生重要影响。

2)降压药物治疗

对检出的高血压患者,应使用推荐的起始与维持治疗的降压药物,特别是每日给药 1 次能控制 24 小时并达标的药物,具体应遵循 4 项原则,即小剂量开始,优先选择长效制剂,联合用药和个体化。

(1)降压药物种类。利尿药、β 受体阻滞剂、钙通道阻滞剂、血管紧张素转换酶抑制剂、血管紧张素 Ⅱ 受体阻滞剂。应根据患者的危险因素、靶器官损害及合并临床疾病的情况,选择单一用药或联合用药。

(2)治疗方案。大多数无并发症或合并症的患者可以单独或者联合使用噻嗪类利尿剂、β 受体阻滞剂等。治疗应从小剂量开始,逐步递增剂量。临床实际使用时,患者心血管危险因素状况、靶器官损害、并发症、合并症、降压疗效、不良反应等,都会影响降压药的选择。2 级高血压患者在开始时就可以采用两种降压药物联合治疗。

五、护理小贴士

1. 饮食

（1）限制钠盐的摄入。饮食应以清淡为宜，少吃咸食。

（2）少吃动物脂肪。如肝、脑、心等。

（3）少吃甜食。甜食含糖量高，容易促进肥胖和动脉粥样硬化。

（4）戒烟忌酒。

（5）宜多食含钾食物：豆类、番茄、乳品、海带、鲜蘑菇及各种绿叶蔬菜，水果有橘子、苹果、香蕉、梨、菠萝、猕猴桃、核桃、山楂、西瓜等。

（6）宜多食含蛋白和维生素的食物。如鱼、牛奶、瘦肉、豆制品等。多食含钙食物：奶制品、豆制品、花生、红枣、海带、黑木耳、核桃、鱼等。

2. 控制体重

（1）肥胖引起心脏负担加重，是冠心病、高血压、高血脂、糖尿病、中风等多种疾病的危险因素。

（2）体重指数（BMI）＝体重（千克）/身高（米）^{2}，理想 BMI 为 18.5～22.9（kg/m^2）。

3. 运动

（1）目标。每周 3～5 次，每次 30 分钟。

（2）运动种类。有氧运动、伸展运动、增强肌肉的运动。

（3）有氧体力活动。运动时体内代谢有充足的氧供应，如散步、游泳、慢跑，体操等。

（4）运动过程。5 分钟热身、20 分钟、5 分钟恢复。

（5）运动强度。安全最高心率＝170－年龄。

4. 心理疏导

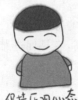

保持乐观心态

（1）可适当培养生活兴趣，如听音乐、阅读、养花种草等，以分散注意力，减少孤独感，缓解焦虑、紧张的精神状态。

（2）向家人或朋友倾诉你的感受，减轻心理压力。

（3）学会换位思考，站在对方的角度来思考问题，有时会豁然开朗，理解了别人，也释放了自己。

34

冻疮

一、疾病简介

冻疮常见于冬季,由于气候寒冷引起的局部皮肤反复红斑、肿胀性损害,严重者可出现水疱、溃疡,病程缓慢,气候转暖后自愈,易复发。

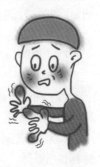

二、常见病因

寒冷是冻疮发病的主要原因。其发病原因是冻疮患者的皮肤在遇到寒冷(0~10℃)、潮湿或冷暖急变时,局部小动脉发生收缩,久之动脉血管麻痹而扩张,静脉淤血,局部血液循环不良而发病。此外,患者自身的皮肤湿度、末梢微血管畸形、自主性神经功能紊乱、营养不良、内分泌障碍等因素也可能参与发病。缺乏运动、手足多汗潮湿、鞋袜过紧及长期户外低温下工作等因素均可致使冻疮的发生。

三、常见症状

冻疮好发于初冬、早春季节,以妇女和末梢血液循环不良者多见,这些患者常伴有肢体末端皮肤发凉、肢端发绀、多汗等表现。皮损好发于手指、手背、面部、耳郭、足趾、足缘、足跟等处，常两侧分布。常见损害为局限性淤血性暗紫红色隆起的水肿性红斑，境界不清，边缘呈鲜红色，表面紧张有光泽，质柔软。局部按压可褪色，去压后红色逐渐恢复。严重者可发生水疱，破裂形成糜烂或溃疡，愈后存留色素沉着或萎缩性瘢痕。痒感明显，遇热后加剧，溃烂后疼痛。

四、预防与治疗

1. 预防

（1）加强锻炼，促进血液循环，提高机体对寒冷的适应能力。

（2）注意防冻、保暖防止潮湿，不穿过紧鞋袜。

（3）受冻后不宜立即用热水浸泡或取火烘烤。

（4）伴有其他相关性疾病时应积极治疗。

（5）对反复发作冻疮者，可在入冬前用亚红斑量的紫外线或红外线照射局部皮肤，促进局部血液循环。

2. 治疗

1）系统治疗

口服烟酰胺、硝苯地平等血管扩张剂。或将丹参（20 ml）加入低分子右旋糖酐 500 ml 静滴，具有扩张血管、改善微循环、增加血流量和溶血栓等作用。

2）局部治疗

可用氦-氖激光和红外线照射,或作激光穴位照射(足三里、复溜等)后,对冻疮局部行散焦普遍照射。未破溃者可外用复方肝素软膏、多磺酸黏多糖乳膏、维生素 E 软膏等。可用桂附煎药液浸泡患处,每日 3 次,每次 20~30 分钟,边浸边用药渣揉搓患处。方药组成为:桂枝、红花、附子、紫苏叶、荆芥各 20 g,加水 3 000 ml,煎沸,稍冷后用。已破溃者外用 5%硼酸软膏、1%红霉素软膏等。

五、护理小贴士

(1) 自身保暖(最基本前提)。生活习惯不规律,经常熬夜造成抵抗力下降。气温骤降时,不及时换上冬装,这样不仅会导致被冻还会容易引起伤风。所以治

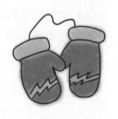

疗冻疮的前提,自身的保暖是至关重要的。冬季在户外工作时,一定要吃饱、穿暖,做好各种御寒准备。如戴手套、帽子、穿棉鞋。体内衣物要保持干燥。易受冻的耳、脸、手、脚等部位要经常擦些油脂保护皮肤。

(2) 借助于取暖设备取暖。冻疮刚刚开始时,每天晚上可以用电吹风边吹边揉,基本上几天后就没有了。还可以使用其他取暖设备,如可加热棉拖鞋,热水袋、暖风机、取暖器、空调等进行取暖防冻。

(3) 热水杀菌止痒。用热盐水浸泡患处 15

分钟,连续1周。这种方法只适于应经溃烂的患处,可以用温热水,加点普通食盐,能起到一定杀菌止痒的效果,请记住盐水对于冻疮刺激性太大,可能对于治疗冻疮效果并不是很好。

(4)加强体育锻炼。加强适合自身条件的体育锻炼,如跳舞、跳绳、打篮球等活动,或利用洗手、脸、脚的间隙,轻轻揉擦皮肤,至微热为止,以促进、消除微循环障碍,达到"流通血脉"的目的。

(5)喝点热汤暖暖身。冻疮常见于冬季,是由于寒冷引起,早上起来后喝上一碗温暖的热汤,如牛肉汤、羊肉汤等,滋补又舒服,又暖身,身子不寒冷了,那么生冻疮的概率也就小了。

社会工作者健康锦囊

35

烫伤

一、疾病简介

烫伤是由无火焰的高温液体（沸水、热油、钢水）、高温固体（烧热的金属等）或高温蒸汽等所致的组织损伤。常见低热烫伤，低热烫伤又可称为低温烫伤，是因为皮肤长时间接触高于体温的低热物体而造成的烫伤。接触 70℃ 的温度持续 1 分钟，皮肤可能就会被烫伤；而当皮肤接触近 60℃ 的温度持续 5 分钟以上时，也有可能造成烫伤，这种烫伤就叫做低温烫伤。

二、常见病因

被低温烫伤的人，一般是晚上睡觉不易苏醒的人和感觉迟钝的人，以致发生烫伤还不自觉，不少烫伤到了很严重的程度才被发现。

三、常见症状

由于低热烫伤常发生在人体下肢。一般情况下，皮肤与低温热源短时间接触，仅造成真皮浅层的水疱型烫伤，但如果低温热源持续作用，就会逐渐发展为真皮深层及皮下各层组织烫伤。低温烫伤和高温引起的烫伤不同，创面疼痛感不十分明显，仅在皮肤上出现红肿、水疱、脱皮或者发白的现象，面积也不大，烫伤皮肤表面看上去烫伤不太严重，但创面深严重者甚至会造成深部组织坏死，如果处理不当，严重会发生溃烂，长时间都无法愈合。烫伤的严重程度主要根据烫伤的部位、面积大小和烫伤的深浅度来判断。烫伤在头面部，或虽不在头面部，但烫伤面积大、深度深的，都属于严重者。

四、预防与治疗

1. 预防

（1）冬季使用热水袋保暖时，热水袋外边用毛巾包裹，手摸上去不烫为宜。注意热水袋的盖一定要拧紧，经检查无误才能放置于包被内，定时更换温水，既保暖又不会造成烫伤。

（2）洗澡时，应先放冷水后再兑热水，水温不高于40℃。热水器温度应调到50℃以下，因为水温在65～70℃时就可能严重烫伤。

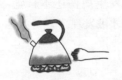

（3）暖气和火炉的周围一定要设围栏，以防烫伤。

（4）将可能造成烫伤的危险品移开或采用防护措施，桌上不要摆放桌布，防止弄倒桌上的饭碗、暖瓶而烫伤。

（5）家庭成员要定期进行急救知识培训，并检查落实情况。

2. 治疗

1）烫伤深度

（1）一度烫伤。应立即脱去衣袜后，将无破损创面放入冷水中浸洗半小时，再用麻油、菜油涂擦创面。

（2）二度烫伤。大水疱可用消毒针刺破水疱边缘放水，涂上烫伤膏后包扎，松紧要适度。

（3）三度烫伤。应用干净布包住创面及时送往医院。切不可在创面上涂甲紫或膏类药物，影响病情况观察与处理。

2）烫伤应急处理

（1）处理原则。刚被烧伤、烫伤，可以对伤处进行降温处理，防止余热对肌肤深层组织造成伤害，同时可以缓和痛感。

（2）处理方法。用白酒冲洗伤口，普通的白酒就可以，不可用酒精，能够快速吸收烧烫伤处的余热；或者用凉开水冲洗降温。

3）注意事项

如烫伤严重，不能用生冷水冲洗或者浸泡伤口，否则会引起肌肤溃烂，加重伤势，大大增加留瘢的概率。严重烫伤者，在转送途中可能会出现休克或呼吸、心跳停止，应立即进行人工呼吸或胸外心脏按摩。伤员烦渴时，可给少量的热茶水或淡盐水服用，绝不可以在短时间内饮服大量的开水，而导致伤员出现脑水肿。一旦发生低温烫伤，先用凉毛巾或凉水冲一下烫伤处，以达到降温的目的，然后要及时就医，千万不要用酱油或是牙膏涂抹烫伤处,容易引起烫伤处感染。

4)手术治疗

创面深且严重的低温烫伤,通过局部换药的方法很难治愈,须采用手术方法把坏死组织切除,依烫伤的程度而异,必要时接受外科治疗。

五、护理小贴士

1. 日常护理

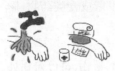

(1)用冷水冲洗烫伤部位 20～30 分钟,或用冷水浸泡、冰块敷。

(2)切忌立即强行脱衣服,应赶紧连着衣服泡在水里或者直接冲淋。

(3)若烫伤部位极小,可用清洁纱布或毛巾覆盖烫伤部位,包紧绷带,绷带上面再用水袋冷敷 12 小时左右。

(4)烫伤面积大、中度以上烫伤或特殊部位(脸、眼或外阴)的烫伤,则应在充分冷敷后,用干净毛巾包裹烫伤部位,不可自行涂药,尽快送到医院进一步治疗。

2. 饮食调理

(1)多进食鸡蛋、豆制品等易吸收的优质蛋白。少食辛辣刺激性食物,如辣椒、姜、蒜等。

(2)烫伤后 1～2 天禁食或少进食,第 3 天开始以少量试餐开始,如米汤,3～6 次/天,每次 50～100 ml,以后逐步增加牛奶、肉汤等,每天可进 3～8 餐,以清淡、易消化饮食为宜。

36

头痛

一、疾病简介

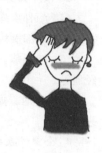

头痛是指头颅内外各种性质的疼痛。可见于多种疾病,大多无特异性,全身感染发热性疾病往往伴有头痛、精神紧张、过度疲劳也可有头痛。但反复发作或持续的头痛,可能是某些器质性疾病的信号,应认真检查,明确诊断,及时治疗。

二、常见病因

头痛的病因包括颅脑病变、颅外病变、全身性疾病及神经官能症。

1. 颅脑病变

(1)感染。如脑膜炎、脑膜脑炎、脑炎、脑脓肿等。

(2)血管病变。如蛛网膜下腔出血、脑出血、脑血栓形成、脑栓塞、高血压脑病、脑供血不足、脑血管畸形、风湿性脑脉管炎和血栓闭塞性脑脉管炎等。

(3)占位性病变。如脑肿瘤、颅内转移瘤、颅内囊虫病或棘球蚴病等。

（4）颅脑外伤。如脑震荡、脑挫伤、硬膜下血肿、颅内血肿、脑外伤后遗症等。

（5）其他。如偏头痛、丛集性头痛、肌收缩性头痛、头痛型癫痫、腰椎穿刺后及腰椎麻醉后头痛等。

2. 颅外病变

（1）颅骨疾病。如颅底凹入症、颅骨肿瘤等。

（2）颈部疾病。如颈椎病及其他颈部疾病。

（3）神经痛。如三叉神经、舌咽神经及枕神经痛等。

（4）其他。如眼、耳、鼻和齿等疾病所致的头痛。

3. 全身性疾病

（1）急性感染。如流感、伤寒、肺炎等发热性疾病。

（2）心血管疾病。如高血压病、心力衰竭等。

（3）中毒。如铅、酒精、一氧化碳、有机磷、药物（如颠茄、水杨酸类）等中毒。

（4）其他。尿毒症、低血糖、贫血、肺性脑病、系统性红斑狼疮、月经期或绝经期头痛、中暑等。

4. 神经官能症

如神经衰弱及癔症性头痛。

三、常见症状

（1）发病情况。急性起病并有发热者常为感染性疾病所致。急剧的头痛，持续不减，并有不同程度的意识障碍而无发热者，提示颅内血管性疾病（如蛛网膜下腔出血）；长期的反复发作头痛或搏动性头痛，多为血管性头痛（如偏头痛）或神经官能症。慢性进行性头痛并有颅内压增高的症状（如呕吐、缓脉、视神经盘水肿）应注意颅内占位性病变。青壮年慢性头痛，但无颅内压增高，常因焦急、情绪紧张而发生，多为肌收缩性头痛（或称紧张性头痛）。

（2）头痛部位。了解头痛部位是单侧、双侧、前额或枕部、局部或弥散、颅内或颅外对病因的诊断有重要价值。如偏头痛及丛集性头痛多在一侧。颅内病变的头痛常为深在性且较弥散，颅内深部病变的头痛部位不一定与病变部位相一致，但疼痛多向病灶同侧放射。高血压引起的头痛多在额部或整个头部。全身性或颅内感染性疾病的头痛，多为全头部痛。蛛网膜下腔出血或脑脊髓膜炎除头痛外尚有颈痛。眼源性头痛为浅在性且局限于眼眶、前额或颞部。鼻源性或牙源性也多为浅表性疼痛。

（3）头痛的程度与性质。头痛的程度一般分为轻、中、重3种，但与病情的轻重并无平行关系。三叉神经痛、偏头痛及脑膜刺激的疼痛最为剧烈。脑肿瘤的痛多为中度或轻度。有时神经功能性头痛也颇剧烈。高血压性、血管性及发热性疾病的头痛，往往带搏动性。神经痛多呈电击样痛或刺痛，肌肉

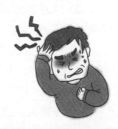

收缩性头痛多为重压感、紧箍感或钳夹样痛。

（4）头痛出现的时间与持续时间。某些头痛可发生在特定时间，如颅内占位性病变往往清晨加剧，鼻窦炎的头痛也常发生于清晨或上午，丛集性头痛常在晚间发生，女性偏头痛常与月经期有关。脑肿瘤的头痛多为持续性可有长短不等的缓解期。

（5）加重、减轻头痛的因素。咳嗽、打喷嚏、摇头、俯身可使颅内高压性头痛、血管性头痛、颅内感染性头痛及脑肿瘤性头痛加剧。丛集性头痛在直立时可缓解。颈肌急性炎症所致的头痛可因颈部运动而加剧；慢性或职业性的颈肌痉挛所致的头痛，可因活动按摩颈肌而逐渐缓解。偏头痛在应用麦角胺后可获缓解。

四、预防与治疗

1. 预防

（1）避免头痛诱发性因素：①如日常生活中应避免强光线的直接刺激。②避免情绪紧张。③避免服用血管扩张剂的使用。④少饮酒、戒烟，注意避免食物中的巧克力、咖啡、熏鱼等。

（2）注意日常调养：①检查身体紧张状态，定期记录头痛日记。②保持心情愉快和定期适度运动。③注意躺下休息，冷热敷也较为有效。④压力不宜过大，需保持规律作息。

2. 治疗

（1）鼻窦炎。使用抗鼻塞药物、镇痛药、抗生素进行治疗。

（2）脑部疾病。抗生素、镇痛剂、抗惊厥及渗透性利尿剂治疗，必要时行手术治疗，如肿瘤扩散时应行化疗及放疗。

五、护理小贴士

1. 保持身心安静

（1）头痛较严重者应卧床休息、少活动，以免加重病情。

（2）由肌肉紧张引起的头痛，要避免长时间的阅读、书写、编织等工作。

（3）注意病室环境的调整，减少声、光的刺激，限制探访。

（4）做好心理护理，解除焦虑和紧张情绪。

2. 密切观察病情变化

观察头痛的部位、性质、程度的变化，是否伴有其他症状或体征。如出现呕吐、视力下降、神志变化，肢体抽搐或瘫痪等多为器质性头痛，则应及时与医生联系，针对病因进行处理。

3. 冷、热敷和按摩的应用

（1）脑出血和脑血管扩张引起的头痛可用头部冷敷降温，以减少脑的耗氧量，减轻脑水肿，保护脑组织。

（2）脑梗死患者头部禁用冰袋或冷敷，以免影响脑供血。

（3）肌肉紧张所致的

头痛,可采用热敷、按摩,以缓解肌肉痉挛。

(4) 保持大便通畅。头痛伴脑膜刺激征或颅内压增高者大便要通畅,避免用力排便而增加颅内压。排便困难者按医嘱可使用缓泻剂。

(5) 用药护理。头痛不严重者不宜使用可待因、哌替啶等成瘾性止痛剂。慢性头痛者避免长期使用止痛药。颅内压增高者静脉快速滴注脱水剂如甘露醇等。

37

脑梗死

一、疾病简介

脑梗死又称缺血性脑卒中，是指因脑部血液供应障碍，缺血、缺氧所导致的局限性脑组织的缺血性坏死或软化。脑梗死的临床常见类型有脑血栓形成、腔隙性梗死和脑栓塞等，脑梗死占全部脑卒中的80%。与其关系密切的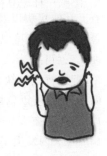疾病有：糖尿病、肥胖、高血压、风湿性心脏病、心律失常、各种原因的脱水、各种动脉炎、休克、血压下降过快过大等。临床表现以猝然昏倒、不省人事、半身不遂、言语障碍、智力障碍为主要特征。脑梗死不仅给人类健康和生命造成极大威胁，而且给患者、家庭及社会带来极大的痛苦和沉重的负担。

二、常见病因

临床上，常见的有脑血栓形成、脑栓塞等。前者是由于动脉狭窄，管腔内逐渐形成血栓而最终阻塞动脉所致。后者则是因血流中被称为栓子的异常物质阻塞动脉引起。例如，某些心脏病心腔内血栓脱落的栓子。

三、常见症状

1. 主要临床症状

脑梗死的临床症状复杂,它与脑损害的部位、脑缺血性血管大小、缺血的严重程度、发病前有无其他疾病以及有无并发其他重要脏器疾病等有关。轻者可以完全没有症状,即无症状性脑梗死;也可以表现为反复发作的肢体瘫痪或眩晕,即短暂性脑缺血发作;重者不仅可以有肢体瘫痪,甚至可以急性昏迷,死亡,如病变影响大脑皮质,在脑血管病急性期可表现为癫痫发作,以病后1天内发生率最高,而以癫痫为首发的脑血管病则少见。常见的症状有:

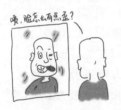

（1）主观症状。头痛、头昏、头晕、眩晕、恶心、呕吐、运动性和（或）感觉性失语甚至昏迷。

（2）脑神经症状。双眼向病灶侧凝视、中枢性面瘫及舌瘫、假性延髓性麻痹,如饮水呛咳和吞咽困难。

（3）躯体症状。肢体偏瘫或轻度偏瘫、偏身感觉减退、步态不稳、肢体无力、大小便失禁等。

2. 脑梗死部位临床分类

（1）腔隙性梗死。脑梗死的梗死面积小于1.5 mm,表现为:亚急性起病、头昏、头晕、步态不稳、肢体无力,少数有饮水呛咳,吞咽困难;也可有偏瘫、偏身感觉减退,部分患者没有定位体征。

（2）中等面积梗死。以基底核区侧脑室体旁丘脑、双侧额叶、颞叶区发病多见。表现为：突发性头痛、眩晕、频繁恶心、呕吐、神志清醒,偏身瘫痪或偏身感觉障碍、偏盲、中枢性面瘫及舌瘫、假性延髓性麻痹、失语等。

（3）大面积梗死。患者起病急骤,表现危重,可以有偏盲偏瘫、偏身感觉减退甚至四肢瘫、脑疝、昏迷等。

四、预防与治疗

1. 预防

（1）积极运动。适当的锻炼可增加脂肪消耗、减少体内胆固醇沉积,提高胰岛素敏感性,对预防肥胖、控制体重、调整血脂和降低血压均有益处,是防治脑梗死的积极措施。脑梗死患者应根据个人的身体情况选择,应进行适当适量的体育锻炼及体力活动,以不感疲劳为度。不宜做剧烈运动,如快跑、登山等,可进行慢跑、散步、柔软体操、打太极拳等有氧运动。

（2）控制体重。保持或减轻体重,使 BMI 维持在 18.5～24.9 kg/m^2,腰围<90 cm。

（3）戒烟限酒。香烟中含 3 000 多种有害物质,烟中的尼古丁吸入人体内,能刺激自主神经,使血管痉挛,心跳加快,血压升高,血中胆固醇增加,从而加速动脉硬化。

（4）合理饮食。注意多饮水；食物多样，谷类为主；多吃桃、橙、香蕉、菠菜、毛豆、甜薯、马铃薯等富含钾的食物，可降低血压，预防中风；缺钙可促使小动脉痉挛，血压升高，每天摄入 1 g 以上的钙，可使血压降低；镁与钙的作用相似，应多吃粗粮、坚果、海藻等富含镁的食物；多吃蔬菜、香蕉、薯类和纤维素多的食物；每天吃奶类、豆类或其制品；常吃适量鱼禽蛋、瘦肉，少吃肥肉、肉皮、猪蹄和荤菜；食量与体力活动要平衡，保持适宜体重；吃清淡少盐、少糖膳食，把食盐量降至每天 6 g 左右。

（5）情绪稳定。乐观、稳定的情绪，舒畅、平衡的心态不仅是预防心脑血管病的重要因素，也是实现长寿的关键和秘诀。

2. 治疗

1）急性期一般治疗

治疗原则为尽早改善脑缺血区的血液循环、促进神经功能恢复。急性期应尽量卧床休息，加强皮肤、口腔、呼吸道及大小便的护理，注意水电解质的平衡，如起病 48～72 小时后仍不能自行进食者，应给予鼻饲流质饮食以保障营养供应。应当把患者的生活护理、饮食和其他合并症的处理摆在首要的位置。

2）脑水肿的治疗

（1）甘露醇。临床常用 20% 的甘露醇高渗溶液。甘露醇是最常用的有效的脱水剂之一。

（2）10% 甘果糖（甘油果糖）。可通过高渗脱水而发生药理作用,还可将甘油代谢生成的能量得到利用进入脑代谢过程,使局部代谢改善,通过上述作用能降低颅内压和眼压,消除脑水肿、增加脑血容量和脑耗氧量、改善脑代谢。

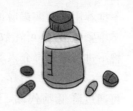

(3)利尿性脱水剂。如呋塞米(速尿)、利尿酸钠可间断肌内或静脉注射。

(4)肾上腺皮质激素。主要是糖皮质激素如氢化可的松、可的松等,其分泌和生成受促皮质素调节,具有抗炎作用、免疫抑制作用、抗休克作用,但一般不常规使用。

(5)人血白蛋白(白蛋白)。人血白蛋白是一种中等分子质量的胶体在产生胶体渗透压中起着重要作用,有利于液体保留在血管腔内,一般不常规使用。

3)急性期溶栓治疗

血栓和栓塞是脑梗死发病的基础,因而理想的方法是使缺血性脑组织在出现坏死之前恢复正常的血流。脑组织获得脑血流的早期重灌注,可减轻缺血程度,限制神经细胞及其功能的损害。溶栓治疗可采用链激酶、尿激酶。抗凝剂可使用肝素、双香豆素,用以防止血栓扩延和新的血栓发生。

(1)超早期溶栓治疗。可能恢复梗死区血流灌注,减轻神经元损伤。药物溶栓,常用尿激酶,不推荐用链激酶静脉溶栓,因易引起出血。作为卒中紧急治疗,可在数字减影血管造影(DSA)直视下进行超选择介入动脉溶栓。

(2)脑保护治疗。在缺血瀑布启动前用药,可通过降低脑代谢、干预缺血引发细胞毒性机制、减轻缺血性脑损伤。包括自由基清除剂,以及阿片受体阻断药纳洛酮、电压门控性钙通道阻断药、兴奋性氨基酸受体阻断药和镁离子等。

(3)抗凝治疗。为防止血栓扩展、进展性卒中、溶栓治疗后再闭塞等可以短期应用。常用药物包括肝素、肝素钙(低分子肝素)及华法林等。治疗期间应监测凝血时间和凝血酶原时间,须备有维生素 K、硫酸鱼精蛋白等拮抗药,处理可能的出血并发症。

(4)降纤治疗。通过降解血中冻干人纤维蛋白原、增强纤溶系统活性以抑制血栓形成。可选择的药物包括巴曲酶、去纤酶、安克洛酶等。

五、护理小贴士

1. 心理护理

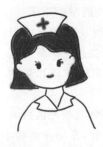

脑梗死多发生于中老年人,起病多突然,患者在短时间内从正常人变成一个残疾人,不能继续从事社会工作和喜爱的活动,日常生活还需要别人的照顾,尤其伴有失语的患者表现更为突出,常出现情

绪异常、悲观失望。因此,护理人员要以高度的责任心,不急躁、不厌烦精心照料。向患者讲清道理使其与医生密切配合,护理人员对患者多接近、多询问、多安慰和多鼓励,耐心细致地为患者整理生活,针对患者不同的思想活动、文化程度、工作岗位、病情轻重等,采取不同的措施,以真诚的态度与患者交谈,答疑解惑,使其自觉配合治疗,增强战胜疾病的信心。

2. 肢体活动障碍的护理

(1)瘫痪肢体的被动运动。急性期护理上要注意将瘫痪肢体置放功能位置,以防肢体发生挛缩形。

(2)协助患者在床上翻身。帮助患者维持良好的体位,偏瘫患者常喜欢躺在患侧,易使患侧肢体损伤,应多躺向健侧,间或躺向患侧或仰卧。

(3)在床上活动患肢。鼓励患者锻炼患肢,如屈曲肘关节,把手挪到胸前。用手擦脸,用小球练手指的屈伸并拢分开动作。逐渐达到能上抬瘫痪肢体。

(4)练习坐起。患者在床上稳坐后,让其坐床沿,使两下肢下垂并练习两下肢活动,准备下地站立和步行。

(5)锻炼站立和步行。当患者能独立站立和保持体位平衡后,才能开始跨步动作。注意不要让患者急于行走,主要是让患者体会迈步的感觉及保持平衡,逐步达到能自己行走,老年人可以练习扶拐或手杖行走。

3. 口角歪斜的护理

临床上,常见病侧眼睑闭合不全、口角下垂、不能皱额、闭眼、鼓腮、吹哨。患者常常产生消极情绪,失去治疗信心。护士应同情关心患者,给予精神鼓励,以便取得信任,舒其情志。饮食上宜给易于消化、富于营养流质或半流质饮食。鼓励患者多做眼、嘴、脸部运动,并经常按摩局部。

4. 吞咽障碍的护理

(1) 评估吞咽障碍的程度。如洼田饮水实验。

(2) 饮食护理。必要时给予胃管鼻饲。

(3) 防止窒息。定时回抽胃液,床旁备吸引装置,嘱患者头取侧卧,及时清理口鼻分泌物。保持呼吸道通畅,预防窒息和吸入性肺炎。

5. 语言沟通障碍的护理

语言障碍的患者情绪多焦躁、痛苦。护理人员要多接触患者,了解患者痛苦,让患者保持心情舒畅,消除紧张心理。在与患者说话时,时间要充裕,不要催促患者,说话应面对面,慢而清晰,给患者反应的时间,预留患者的需要,减少因语言障碍引起的无助感,用各种方法鼓励患者。护士应理解患者内心紧张,焦虑和沮丧,安抚患者,并通过寻找和使用有效的沟通方式,帮助患者恢复口语。

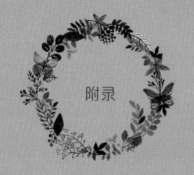

附录

大健康管理

目前,中国有了新的年龄段划分标准,45岁以下为青年,45～59岁为中年,60～74为年轻的老人或老年前期,75～89岁为老年,90岁以上为长寿老年人。中国人的平均寿命较几十年前明显延长,但是一些慢性非传染性疾病的发病率也逐年增加,人的寿命虽然延长了,但是生活质量却呈下降趋势,尤其是进入中年以后。如何提高中国人的整体生活质量已经成为备受关注的社会问题。国家卫生健康委员会以提高全民健康水平为己任,联合各级地方政府推行了一系列健康促进活动,更进一步强调了疾病的早期预防,疾病的预防并非空喊口号,而是体现在公共健康管理和公共安全管理两大方面,其中,公共健康管理包括体检、慢性非传染性疾病的预防、灾害应对;公共安全管理包括食品安全、科学健身、用药安全和睡眠管理。以上健康目标的实现,除了依靠医务人员的辛勤劳作,还要求广大群众摒弃不健康的生活方式,"管住嘴、迈开腿、多读书、少上网",按照专业人员和专业书籍的指导按部就班地管理自己的健康。

健康体检

健康体检是在身体健康时主动到医院或专门的体检中心对整个身体进行检查,主要目的是通过检查发现是否有潜在的疾病,以便及时采取预防和治疗措施。许多自以为健康的中年人健康情况很不乐观,50％以上的中年人不同程度地患有各种慢性非传染性疾病,如糖尿病、高血压、高血脂等。对于健康体检的频率,每个人应该根据自己的年龄、性别、职业、身体状况、家族病史等制订健康体检计划。健康状况良好的青壮年:每1～2年检查一次,检查的重点项目是心、肺、肝、胆、胃等重要器官,以及血压等。体质较差尤其是患有高血压、冠心病、糖尿病、精神疾病和肿瘤等带有遗传倾向类疾病家族史的人,至少每年检查一次。中老年群体患各种慢性非传染性疾病的概率增加,健康体检的间隔时间应缩短至半年左右。特别是步入60岁的老年人,间隔时间应在3～4个月,检查项目由医生酌情决定,但每次都应检查血压、心电图、X线胸透片和血尿便常规。鉴于糖尿病的发病率近年来显著增高,中老年人尤其是肥胖或有高血压、冠心病病史者,每次应注意检查尿糖及血糖。如果有条件,最好每次都能由固定的医生主持检查,以便全面、系统地掌握受检者的健康状况,对受检者进行保健指导。已婚妇女除进行上述检查外,还应定期(至少每年1次)检查子宫和乳腺,以便早期发现妇女多发的宫颈癌和乳腺癌。

慢性非传染性疾病的预防

常见的慢性病主要有心脑血管疾病、癌症、糖尿病、慢性呼吸系统疾病,其中心脑血管疾病包含高血压、脑卒中和冠心病。慢性病的危害主要是造成脑、心、肾等重要脏器的损害，易造成伤残，影响劳动能力和生活质量，且医疗费用极其昂贵，增加了社会和家庭的经济负担。慢性病的发病原因60%起源于个体的不健康生活方式，吸烟，过量饮酒，身体活动不足，高盐、高脂等不健康饮食是慢性病发生、发展的主要行为危险因素。除此之外，还有遗传、医疗条件、社会条件和气候等因素的共同作用。保持健康的生活方式是预防慢性非传染性疾病的关键，"合理膳食、适量运动、戒烟限酒、心理平衡"是预防慢性病的十六字箴言。"十个网球"原则颠覆了我们以往的饮食习惯，使我们的饮食更加科学、量化、易于管理，每天食用的肉类不超过1个网球的大小、每天食用的主食相当于2个网球的大小、每天食用的水果要保证3个网球的大小、每天食用的蔬菜不少于4个网球的大小。"十个网球"原则已经成为新的健康饮食标准。此外，每天还要加"四个一"，即1个鸡蛋、1斤牛奶、1小把坚果及1块扑克牌大小的豆腐。

灾害应对

由于环境污染和人类不合理的开发，自然灾害发生的频率也呈现增加的趋势，地震、海啸、台风、泥石流、恶劣天气等每天都在世界各地轮番上演。自然灾害在给人类生产、生活造成不便外，也带来一系列公共卫生问题。一些传染病经常随着自然灾害的发生伺机蔓延，在抗震救灾的同时，卫生防护工作同样作为灾害应对的重点内容。国家卫生健康委员会每年都会发布各类灾害的公共卫生防护重点。比如，台风后的灾害防病要点为：清理受损的房屋特别是处理碎片时要格外小心；在碎片上走动时，需穿结实的鞋子或靴子，以及长袖衣服，并戴上口罩和手套；被暴露的钉子、金属或玻璃划伤时，应及时就医，正确处理伤口，根据需要注射破伤风针剂；不要生吃被掩埋和洪水浸泡过的食物；不要在密闭的避难所里使用木炭生火和使用燃油发电机，以免由于空气不流通导致一氧化碳中毒。此外，国家卫生健康委员会在全国自然灾害卫生应急指南中就每一种自然灾害都提出了相对应的卫生策略，其共同点是保护水源、食品的卫生，处理好排泄物，做好自身清洁防护工作。灾害无情，每个人参与其中，学会合理应对才能将损失降至最小。

食品安全

食品安全是目前全球关注的话题，因为食品安全是人类安身立命之本，食品不安全也是各种疾病的源头。不健康的饮食不仅会带来高血压、高血脂、糖尿病、肥胖等慢性病，还可能造成一些食源性疾病，包括食物中毒、肠道传染病、人畜共患传染病、寄生虫病等。关于食品安全，国家每年都会出台若干项食品安全标准，并将食品安全上升到立法的高度，形成了《中华人民共和国食品安全法》,严格规范食品添加剂的使用和食品的生产销售流程。作为一名中国公民,我们有责任履行《食品安全法》的规定,从自身做起,不购买、销售、食用存在安全风险的食品,坚持使用有正规渠道的食品,选择绿色健康食品,并非沉迷于宣传广告所说的"有机食品",形成正确的食品观;除此之外,我们每个人都有监督管理的权利和义务,发现市场上销售和使用安全隐患的食品后,我们可以向食品管理相关部门检举或者投诉,起到规范食品市场、服务公共食品安全的作用。

科学健身

最近两年一股健身热潮席卷全国,健身的本质是各种类型的体育锻炼,体育锻炼不仅有塑身美体的功能,最重要的是,通过体育锻炼可以达到防病治病的功效,尤其是对一些慢性非传染性疾病(高血压、高血脂、糖尿病等)的管理,也经常被用于一些疾病康复期的功能锻炼,如中风、冠心病、心衰等疾病。2018 年,国家以"健康中国行-科学健身"为主旨在多个省市举办了百余场不同主题的科学健身运动,目的是向全国人民传达正确的健身理念,促进大家形成科学的健身行为,真正起到强身健体的作用。国家卫生健康委员会推荐:每周运动不少于 3 次;进行累计至少150 分钟中等强度的有氧运动;每周累计至少 75分钟较大强度的有氧运动也能达到运动量;同等量的中等和较大强度有氧运动的相结合的运动也能满足日常身体活动量,每次有氧运动时间应当不少于 10 分钟,每周至少有 2 天进行所有主要肌群参与的抗阻力量练习。但是,老年人应当从事与自身体质相适应的运动,在重视有氧运动的同时,重视肌肉力量练习,适当进行平衡能力锻炼,强健肌肉、骨骼,预防跌倒。儿童和青少年每天累计至少 1 小时中等强度及以上的运动,培养终身运动的习惯,提高身体素质,掌握运动技能,鼓励大强度的运动;青少年应当每周参加至少 3 次有助于强健骨骼和肌肉的运动。此外,特殊人群(如婴幼儿、孕妇、慢病患者、残疾人等)应当在医生和运动专业人士的指导下进行运动。

用药安全

"有病乱投医,无病乱吃药"的现象可见于每个年龄段的人群中,尤其多见于老年群体。电视、电脑等各种媒体上为了经济效益鼓吹药品的功效,以保健瓶冒充药物夸大功效,甚至售卖假药,老年群体因为文化程度、理解能力或者急于求成的心理作祟,常常轻信谣言购买和使用假药。屡有新闻曝光老年人因使用广告药品而导致经济损失、身体功能受损,甚至是失去生命的案例。WHO 的一项调查表明,全球每年约有三分之一的患者死于不明原因的用药。仅 2012 年一年,国家药品不良反应监测网络共收到不良反应报道事件 120 多万份,其中中老年患者占 44%。随着老龄化的到来,中国老龄人口的比例逐渐增多,而如何规范老年合理用药是中国亟须攻克的重大难题。因为疾病和个体的差异,不同的药品适用于不同的疾病,在不同的个体中起作用,因此求新求贵的用药观念都是错误的,没有最好的药,只有最适合的药。用药的前提是医生对病情的整体判断,根据老年患者的需求确定或者更改用药方案,老年患者切不可根据自己的理解盲目选择或更改用药剂量。老年人用药的首要误区就是自行停药,尤其多见于高血压患者,造成的不良后果就是反跳性的血压升高,甚至脑血管的破裂。在用药原则上,专家推荐,用药种类尽量少,能用一种药物解决问题,尽量不同时使用多种;用药从小剂量开始;药物方案简单容易遵从;首选副作用小的药物。本原则适用于所有年龄段的群体。但是,专家进一步指出,用药方案每一个阶段的决策应该由专业的医生和药剂师来完成,而非用药者本人。

睡眠管理

睡眠占据人体生命周期的三分之一时间,睡眠的好坏直接关系到人体的生存质量。睡眠障碍是指睡眠量不正常以及睡眠中出现异常行为的表现, 也是睡眠和觉醒正常节律性交替紊乱的表现。睡眠不好会对机体产生一系列的危害,导致各种代谢紊乱,如新陈代谢紊乱、躯体(各脏器)的提早衰竭、免疫功能下降、大脑功能减退、内分泌功能紊乱等。长期睡眠不好还会影响心理健康,进一步使机体不能有效地抵抗和战胜疾病尤其要关注老人和儿童的睡眠质量。除了药物的治疗,睡眠质量的提高可以通过生活方式的改善来实现。关于睡眠管理,2017年世界睡眠日的主题是"健康睡眠,远离慢病",国家卫生健康委员会官方网站发布了很多篇关于睡眠管理的专家意见,首先,给自己一个舒适的睡眠空间,床要舒服,卧室内最好悬挂遮光效果好的窗帘,同时把门窗密封工作做好,省得外面的噪声吵到您的休息;然后,冬天气候干燥,在卧室里放一个加湿器会对睡眠起到好的作用。床头边放上一杯水,万一夜里渴了也不用起来找水喝,免得困意全消;其次,睡前不要服用让中枢神经兴奋的药物,咖啡、浓茶、巧克力都是睡前不该选择的食物。也有人认为,喝点酒可以帮助睡眠,其实不然,不少人酒醉睡醒后感到自己浑身无力、头也昏沉沉的,正是酒精使睡眠质量下降了。除了药物和生活方式干预,保持心情舒畅,适当减压也是快速入睡、提高睡眠质量的关键。

身体是革命的本钱,在大健康管理的背景下,国家和政府将更多的精力投入到疾病院前的预防和管理上,促进健康、保持健康、追求健康已经不单单是个体的选择,这份参与和热情已经上升到爱国的高度,建设健康中国、健康城市、健康农村已然是国家的重大政策。尤其是在老龄化社会、亚健康人群增多的背景下,对于全民健康的促进和管理更是一场持久攻坚战。秉持积极投身公益、热心科普、服务社会、惠及民众的原则，上海市老年慢病科普团队以科普系列丛书的形式，以职业人群为划分点，关注公共健康管理和公共安全管理，向大众传播科普知识，期望能够帮助广大职业群体形成健康理念，改善健康行为，养成健康体魄，从而助力健康中国的伟大建设。

医院就诊先知道——看病挂号一览表

症状	挂号科室
眩晕	
头晕与头的位置改变有关,如躺下或翻身头晕	耳鼻喉科
站不稳,眼球乱转,甚至意识不清	神经内科
晕时脖子疼,伴有手脚麻痹症状	骨科
晕时心前区疼痛、心慌,心脏不适	心内科
用眼过度时头晕	眼科
面色苍白	血液科
头痛	
伴有眩晕、耳鸣,或者鼻塞、流涕	耳鼻喉科
一侧头痛,疲劳、紧张时加重	神经内科
外伤引起的头痛	神经外科
肚子疼	
右上腹和右下腹的急性腹痛	普外科
腹泻伴发热	肠道门诊
腹痛伴尿急、尿频、尿痛、血尿	泌尿科
女性,停经后发生急性腹痛	妇科
腹痛伴有反酸、呕吐、腹泻	消化内科
胸痛	
胸口或胸前疼痛,有压迫感,伴有心慌气短	心内科
因骨折等外伤所致,弯腰、侧弯时疼痛加剧	骨科
胸骨后、心脏部位有紧缩感,持续3～5分钟	心内科急诊/胸痛中心

症状	挂号科室
腿疼	
仅某一关节肿、疼	骨科
两侧关节疼同时发作，首发于近端指间关节，休息后加重	风湿免疫科
腿肚肿胀，按压更疼，走路疼，休息能缓解	血管外科/普外科
打呼噜	
睡觉打呼噜，偶尔"暂停"三五秒，甚至因喘不过气，突然被憋醒	呼吸科/耳鼻喉科
过敏皮肤瘙痒、出红疹	变态反应科/皮肤科
其他	
牙疼、牙龈发炎、肿痛	口腔科
牙疼＋脸疼＋鼻塞	耳鼻喉科
经常运动后牙疼	心内科
失眠、压力大、焦虑	精神心理科
睡不着、睡不香	睡眠中心/神经内科/心理科

体检小贴士

◇ 胃镜检查您知多少?

◇ 肠镜检查您知多少?

◇ 医学影像学检查您知多少?

◇ 生化检查您知多少?

◇ 胃镜检查您知多少?

一、什么是胃镜检查?

胃镜是一种医学检查方法,也是指这种检查使用的器具。胃镜检查能直接观察到被检查部位的真实情况,更可通过对可疑病变部位进行病理活检及细胞学检查,以进一步明确诊断,是上消化道病变的首选检查方法。它利用一条直径约1 cm的黑色塑胶包裹导光纤维的细长管子,前端装有内视镜由嘴中伸入受检者的食道→胃→十二指肠,借由光源器所发出的强光,经由导光纤维可使光转弯,让医生从另一端清楚地观察上消化道各部位的健康状况。必要时,可由胃镜上的小洞伸入夹子做切片检查。全程检查时间约10分钟,若做切片检查,则需20分钟左右。

二、哪些人需要做胃镜?

(1) 有消化道症状者,如上腹部不适、胀、痛、反酸、吞咽不适、嗳气、呃逆及不明原因食欲不振、体重下降、贫血等。

(2) 原因不明的急(慢)性上消化道出血,前者可行急诊胃镜。

(3) 需随访的病变,如溃疡病、萎缩性胃炎、癌前病变、术后胃出血的症状。

(4) 高危人群的普查:①胃癌、食管癌家族史;②胃癌、食管癌高发区。

三、哪些人不可以做胃镜?

(1) 严重的心肺疾患,无法耐受内镜检查者。

(2) 怀疑消化道穿孔等危重症者。

(3) 患有精神疾病,不能配合内镜检查者。

(4) 消化道急性炎症,尤其是腐蚀性炎症者。

(5) 明显的胸腹主动脉瘤患者。

(6) 脑卒中患者。

四、检查前的准备

(1) 专科医生会评估后为您开具胃镜检查申请单和常规的血液生化免疫检验,遵医嘱停服如阿司匹林片等的抗凝药物。通常胃镜检查是安全的,但检查前医生将告诉您可能会出现的风险并签署知情同意书。

(2) 检查前至少禁食、禁水8小时。水或食物在胃中易影响医生的诊断,且易引起受检者恶心呕吐。

(3) 如果您预约在下午行胃镜检查,检查前一天晚餐吃少渣易消化的食物,晚8时以后,不进食物及饮料,禁止吸烟。当日禁早餐,禁水,因为即使饮少量的水,也可使胃黏膜颜色发生改变,影响诊断结果。

(4) 如下午行胃镜检查,可在当日早8点前喝些糖水,但不能吃其他食物,中午禁午餐。

(5) 糖尿病者行胃镜检查,需停服一次降糖药,并建议备好水果糖。高血压患者可以在检查前 3 小时将常规降压药以少量水服下,做胃镜前应测量血压。

(6)选择做无痛(静脉麻醉下)胃镜检查,需提前由麻醉师评估,签署麻醉知情同意书,检查当日家属陪同。

(7)如有假牙,应在检查之前取下,以防脱落发生意外。

(8)在检查前 3 分钟左右,医护人员会在受检者喉头喷麻醉剂予咽喉麻醉,可以使插镜顺利,减少咽喉反应。

五、检查时的注意事项

(1)检查当日着宽松衣服。

(2)左侧卧位侧身躺下,双腿微曲,头不能动,全身放松。

(3)胃镜至食管入口时要配合稍做吞咽动作,使其顺利通过咽部。胃镜在通过咽部时会有数秒疼痛、想呕吐,这是胃镜检查时较不舒服的时刻。

(4)当医生在做诊断时,不要做吞咽动作,而应改由鼻子吸气,口中缓缓吐气,不吞下口水,让其自然流到医护人员准备的弯盘内。

(5)在检查过程中如感觉疼痛不适,请向医护人员打个手势,不可抓住管子或发出声音。

六、检查后的注意事项

(1)胃镜检查后 2 小时禁食、禁水。若行活检者 2 小时后先进食水、温凉流质，逐步过渡到软饮食，2～3 天后恢复正常饮食，以减少对胃黏膜创伤面的摩擦。

（2）胃镜检查后有些人会有喉部不适或疼痛，往往是由于进镜时的擦伤，一般短时间内会好转，不必紧张，可用淡盐水含漱或含服喉片。

（3）注意观察有无活动性出血，如呕血、便血，有无腹痛、腹胀等不适，有异常时及时医院就诊。

（4）胃镜报告单检查结束后医生即时发出，病理报告单将在一周内发出。拿到胃镜和病理报告单后及时就医。

◇ 肠镜检查您知多少?

随着人们经济生活水平的极大提高,生活物资的极大丰富,高蛋白、高脂肪饮食几乎天天有,肥胖到处见。同时,办公室一族增多,缺少运动引起的肛肠疾病屡见不鲜。好在,当我们的生活条件改善的同时,我们的健康防护意识也在增强。一些较特殊的健康检查项目也逐渐为人们所接受,包括结肠镜检查。

一、什么是结肠镜检查?

结肠镜检查是将一条头端装有微型电子摄像机的肠镜,由肛门慢慢进入大肠,将大肠黏膜的图像同步显示在监视器上,以检查大肠部位的病变。近年来,随着科技的不断发展,新一代结肠镜的构造更加精密、功能更加强大,可以完成从检查到治疗的一系列操作。

结肠镜诊治过程中虽然会有些腹胀不适或轻微疼痛,大多数人都可以耐受。也有少部分人由于大肠走行的差异、腹腔粘连的存在以及患者痛觉比较敏感,或者镜下治疗需要的时间较长等因素,难以耐受结肠镜检查。对于这部分人群,可以通过静脉给药对患者实施麻醉、镇静、镇痛等处理,保证患者处于浅的睡眠状态或清醒而无痛苦的感觉中,完成结肠镜的诊治,这就是无痛肠镜技术。

二、肠镜检查有什么作用?

肠镜健康检查源于医学界对大肠癌(结直肠癌)及其癌前病变的认识,以及结肠镜检查技术的提高。结直肠癌是全世界仅次于肺癌的"癌症大户",关键问题在于这种病的早期症状几乎难以察觉。许多肠癌在确诊时已到中晚期,治疗效果大打折扣。肠镜检查是目前发现肠道病变,包括良恶性肿瘤和癌前病变的最直观、最有效的方法。因此,肠镜检查目前作为诊断肠道疾病的"金标准",运用越来越广泛。

三、哪些人需要做肠镜检查?

肠镜的适应证非常广泛,凡没有禁忌证且愿意进行肠镜检查的任何人都可以接受肠镜检查。通常情况下,结肠镜检查不会包含在常规体检项目中,即一个正常人不需要每年例行体检时做肠镜检查。对于每年常规体检的正常人,建议50岁开始增加肠镜检查项目。这里的正常人指:既往无任何疾病或无特别可能的高危因素者。但当您符合以下情况之一时请及时前往正规医院行结肠镜检查。

(1)原因不明的下消化道出血(黑便、血便)或粪潜血试验阳性者。

(2)大便性状改变(变细、变形),慢性腹泻、贫血、消瘦、腹痛原因未明者。

(3)低位肠梗阻或原因不明的腹部肿块,不能排除肠道病变者。

（4）慢性肠道炎症性疾病，需要定期结肠镜检查。

（5）钡剂灌肠或影像学检查发现异常，怀疑结肠肿瘤者。

（6）结肠癌手术后、结肠息肉术后复查及随访。

（7）医生评估后建议做结肠镜检查者。

四、哪些人不适合做结肠镜检查？

结肠镜检查不是任何人任何情况下都适合做的，一般而言，存在以下情况时暂时不适合接受结肠镜检查。

（1）有严重的心脏病、肺病、肝病、肾病及精神疾病等。

（2）怀疑有肠穿孔、腹膜炎者。

（3）有严重的凝血功能障碍或其他血液病。

（4）年龄太大及身体极度虚弱者。

（5）妊娠期可能会导致流产或早产。

（6）炎症性肠病急性活动期及肠道准备不充分者为相对禁忌证。

五、做肠镜前的准备

在做结肠镜之前是有很多注意事项的，不能吃什么，不能做什么需要了解，不然肠道准备不充分会影响检查结果。常规的检查前准备如下：

（1）专科医生会评估您需要和进行肠镜检

查,医生将为您开具肠镜检查申请单,和常规的血液生化免疫检验。通常结肠镜检查是安全的,但术前医生将告诉您可能会出现的风险并签署知情同意书。

(2)检查前 2 天不吃红色或多籽食物,如西瓜、西红柿、猕猴桃等,以免影响肠镜观察。检查前 1 天午餐、晚餐吃少渣半流质食物,如稀饭、面条,不要吃蔬菜、水果等多渣的食物和奶制品。

(3)检查前 4～6 小时冲服聚乙二醇电解质散溶液行肠道准备。如您预约在下午行肠镜检查,检查前日可少渣饮食,当日早餐禁食,上午 8～10 时冲服聚乙二醇电解质散溶液行肠道准备。中午中餐禁食。

(4)聚乙二醇电解质散溶液配置和口服方法:目前临床上常用的聚乙二醇电解质散有舒泰清、恒康正清等。取 2～3 盒(由医生根据您的体重等因素确定用量)放入 3 000 ml(约普通热水瓶两水瓶)温开水的容器中搅拌均匀,凉至 45～50 ℃后,每 10 分钟服用 250 ml,2 小时内服完。如有严重腹胀或不适,可减慢服用速度或暂停服用,待症状消失后再继续服用,直至排出清水样便。如果无法耐受一次性大剂量聚乙二醇清肠时,可采用分次服用方法,即一半剂量在肠道检查前一日晚上服用,另一半剂量在肠道检查当日提前 4～6 小时服用。另外,服用清肠溶液时可采取一些技巧促进排便,避免腹胀和呕吐:①服用速度不宜过快;②服药期间一定要来回走动(基本按照每喝 100 ml 走 100 步的标准来走动）；③轻柔腹部，这样可以促进肠道蠕动，加快排便；④如对药物的味道难以忍受，可以适时咀嚼薄荷口香糖。

（5）肠镜检查前可服用高血压药，糖尿病药物检查前可停服一次，阿司匹林、华法林等药物至少停药 3~5 天以上才能做检查，其他药物视病情而定并由医生决定。

（6）检查前请带好您的病历资料、原肠镜检查报告等，以方便检查医生了解和对比病情的变化。检查前请妥善保管好您自己的贵重物品。

（7）选择无痛肠镜检查时需要提前行麻醉评估，麻醉师评估符合无痛检查者须签署麻醉知情同意书，检查当日须有家属陪同。

（8）检查当日准备好现金或银行卡，肠镜检查可能附加无痛麻醉、病理活检等诊治项目需另行记账或缴费。

六、肠镜检查痛苦吗？

很多人都觉得做肠镜检查会非常的痛苦，但是随着现代内镜设备的飞速发展和内镜检查技术的日益成熟，大多数人可以较好地耐受结肠镜检查，可能会感到轻微腹胀，但不会感到明显的疼痛。对疼痛比较敏感者，可以考虑选择无痛结肠镜检查，麻醉师在检查前给您注射短效静脉麻醉药，让您在没有疼痛的状态下接受检查。

七、肠镜检查过程中的注意事项？

如果您选择的无痛结肠镜检查，您将会在麻醉没有疼痛的状态下完成肠镜检查。当您选择普通肠镜检查时，心理上不要太紧张，大多数人都能耐受检查的，检查时有任何不适可与医生进行交流。

护士会让您在检查台上左侧卧位、环曲双腿，请尽量放松全身和肛门部，做好缓慢呼吸动作，配合肠镜的插入。肠镜插入和转弯时可能有排便感、腹痛感、牵拉感，为使肠管扩开便于观察，医生要经肠镜注入空气或二氧化碳气体，您会感到腹胀，这时医生也会告诉您改变体位来配合完成检查。

肠镜检查进镜时间为 2～15 分钟，退镜时间要求至少 8 分钟以上。检查过程中医生如发现息肉等病变将会为您做活检做切片病理检查，钳夹时不会有疼痛感。

八、结肠镜检查后的注意事项

（1）肠镜检查后可能会出现腹胀、腹鸣、肛门不适等，一般休息片刻，注入的二氧化碳气体会经肠管吸收或经肛门排气后会自然好转。

（2）肠镜检查后若无腹部不适可吃少量软小点心和巧克力等，检查后当日进流质或半流质饮食，忌食生、冷、硬和刺激性的食物，不要饮酒。

（3）无痛肠镜检查后可能出现头昏、乏力、恶心或呕吐等表现请及时告知医生,留观 1～2 小时好转后方可离院。当日应在家休息,24 小时内不得驾驶汽车、电动车、攀高、运动等。

（4）少数如出现较剧的腹痛应在院观察、禁食、补液,通常肛门排气数小时后会好转。如检查结束回家后出现腹痛加剧、便血、发热等异常情况,请及时来院就诊。

（5）肠镜报告单检查结束后医生即时发出,病理报告单将在一周内发出。拿到肠镜和病理报告单后及时就医。

◇ 医学影像学检查您知多少?

随着计算机技术的飞速发展,传统的放射科已发展成为当今的医学影像科,大体上包括 X 线、CT、磁共振、DSA、超声、核医学。其中 X 线、超声检查作为中华医学会健康管理学分会依据《健康体检基本项目专家共识(2014)》列出的体检"必选项目"和 CT、磁共振等检查在临床上越来越普及。但这些项目检查结果的真实性会受到各种因素的干扰,因此了解影像学各种常规检查的注意事项,可避免这些不利因素影响检查结果的准确性。

一、普通放射检查

(1) X 线具有一定的辐射效应,孕妇慎做检查,请在医生指导下合理选择。

(2) 在您付费后需到放射科登记窗口登记,一般无需预约当日即可检查。

(3) 检查前需去除检查部位的金属、高密度饰品、橡筋、印花、膏药等物品,穿着棉质内衣(女性做胸部检查需脱去胸罩),避免干扰图像质量,影响诊断结果。

二、CT 检查

(1) 在您付费后前往放射科登记窗口登记,有时候需要预约,不能当天检查。

(2) 怀孕期间,禁止 CT 检查。

（3）检查前去除需要检查部位的外来金属物。① 检查头部：去除发夹、项链、耳环、活动假牙等。② 检查胸部：去除项链（包括金属、玉石挂件等），带有钢丝的胸罩，金属纽扣、拉链、口袋内钥匙、硬币等。③ 检查腹部：去除皮带、拉链、钥匙和硬币等。

（4）行上腹部 CT 检查需空腹，并于检查前口服水约 800 ml，目的是充分显示胃肠道，区分与其相邻的解剖结构关系（急诊及外伤病员除外）。下腹部、盆腔 CT 检查需依具体检查项目由医生告知是否空腹。检查当日按医生要求口服含造影剂的水，不能排尿，膀胱需储中等量尿量，尿液充盈后请告知医护人员安排检查。

（5）CT 检查被检查者要与检查者密切配合，听从指令，如平静呼吸、屏气等。

（6）如需增强扫描请告知医生您的过敏史既往疾病史，严重心、肝、肾功能不全、严重甲状腺功能亢进和碘剂过敏者为增强扫描的禁忌证。检查需家属陪同，并签署增强扫描知情同意书。

三、磁共振检查

（1）在您付费后前往放射科登记窗口登记，需要预约，不能当天检查。

（2）体内有磁铁类物质者，如装有心脏起搏器（特殊型号除外）、冠脉支架、颅内动脉瘤夹、电子耳蜗以及高热的患者，以及孕三个月内的孕妇禁止做磁共振。

（3）装有助听器、胰岛素泵、动态心电图的患者，检查之前应去除。

（4）上腹部磁共振检查前应禁食禁水至少8小时。

（5）磁共振检查前应去除身上铁磁性物品及电子产品，如手机、硬币、钥匙、打火机、手表、活动性假牙、牙托、发夹、发胶、假发、接发、眼镜、拉链、首饰以及各种磁卡、存折等，如无法去除，请及时向医护人员说明。

（6）女性检查前请先去除胸罩，检查盆腔请先除去节育环。

四、B超

B型超声检查的范围很广，不同的检查部位，检查前的准备亦不同。

（1）腹部检查：包括肝、胆、胰、脾及腹腔等。检查前一天晚餐要以清淡为主，晚餐后就不可以吃东西。当天检查不可以喝水，要保证检查时在空腹状体下完成。

（2）妇科检查：应该饮水憋尿，当膀胱充盈后，挤开肠管，让超声更好的穿透到盆腔，清晰的显示子宫及卵巢的正常与异常。

（3）泌尿系检查：应该多饮水，当膀胱充盈后，内部的结石、肿瘤、息肉等，即能更好地显示。

（4）体表肿物及病变：可以即时检查，一般无特殊准备。

（5）心脏及四肢血管检查，亦无须准备。

◇ 生化检查您知多少?

生化全套检查是指用生物或化学的方法来对人体进行身体检查。生化全套检查的内容包括:肝功能、血脂、血糖、肾功能、尿酸、乳酸脱氢酶、肌酸激酶等。用于常规体检普查,或疾病的筛查和确证试验。

一、影响检验结果准确性的因素

(1) 年龄和性别:年龄和性别对检查结果的影响相对表现为长期性效应。有些检查项目的参考范围按年龄(新生儿、儿童期至青春期、成人和老年人)进行分组。

(2) 性别:由于男女生理上天然不同,有些检查项目如红细胞计数、血红蛋白、血清蛋白、肌酐、尿素、胆固醇等,男性都高于女性。

(3) 生物变异:主要包括体位、运动、饮食、精神紧张程度、昼夜更替、睡眠与觉醒状态等变化。例如,血清钾在上午 8 时浓度为 5.4 mmol/L,在下午 2 时可降为 4.3 mmol/L,等等。因此,有些项目的检查,对标本采集时间有严格要求。居住在高原地区的人,血红细胞计数、血红蛋白浓度都要高;居住在含钙、镁盐类较多地区的人,血胆固醇、三酰甘油浓度增高。人体许多物种浓度可随季节发生变化,夏季血液三酰甘油浓度可增加 10%。感受冷热和精神紧张也可引起血中许多物质浓度改变。

（4）饮食习惯：进食不久就立即采血检查，学糖、血脂会明显增高，高脂血标本可影响许多物质的检查结果，因此有许多检查项目，均要求前一天晚上 8 时后禁食。喝咖啡或喝茶可使血糖浓度明显增高，长期饮用使血清三酰甘油增高，咖啡因有利尿作用，可使尿中红细胞、上皮细胞等排出增多。进食麦麸等可阻止肠道吸收胆固醇、三酰甘油，进食多纤维食物使血胆固醇浓度减低。高蛋白饮食使尿素氮浓度成倍增高，高脂肪饮食使血总脂肪增高。长期素食者，血低密度脂蛋白、极低密度脂蛋白、胆固醇和三酰甘油浓度仅为荤素混合食谱者的 2/3，而胆红素浓度较高。减肥者因禁食不当，血糖和胰岛素减低，而胰高血糖素和血酮体可明显增高。轻度酒醉时，血糖浓度可增加 20%～50%，常见发生低血糖、酮血症及三酰甘油增高；慢性酒精中毒可使血清谷丙转氨酶等活性增高。每吸入 1 支烟，在 10 分钟内血糖浓度就可增加 0.56 mmol/L，并可持续 1 小时之久；胆固醇、三酰甘油、红细胞计数和白细胞计数都增高。

（5）运动影响：运动对检查结果的影响程度，与运动强度和时间长短有关。轻度运动时，血清胆固醇、三酰甘油浓度可减低并持续数天；步行 5 分钟，血清肌酸激酶等活性轻度增高；中度运动时，血葡萄糖浓度增高；剧烈运动时，血三酰甘油浓度明显减低。

（6）采血部位：从卧位到直立时，血液相对浓缩,谷丙转氨酶等活性增高5%,胆固醇浓度增高7%,三酰甘油浓度增高6%。

（7）标本送检时间:大多数生化检查项目从采集到检验的时间要求越短越好,最好在1小时内。

（8）用药情况:药物对检验结果的影响是多方面的。例如,青霉素、地高辛等药物使体内肌酸激酶等活性增高,维生素A、维生素D可使胆固醇升高,利尿剂常引起血清钾、钠浓度出现变化。

二、生化检查前准备

一般而言无论您是门诊就医或是参加健康体检行生化检查,都应遵照医嘱,控制食物、药物等各种相关的干扰因素,在采集标本前还应告知医生有关自己的饮食、用药等情况,不要心理假定医生会知道每种可能的情况。只有您与医生双方共同努力,才能保证检查结果的准确性。

（1）需要空腹:生化检查前保持空腹,最好在前一天晚上8时后不再进食,第二天早上不吃早饭直接进行抽血生化检查。

（2）不可饮酒:酒精会影响到部分化学反应,导致检查结果错误,在生化检查前一定不饮酒。

（3）检查前不可过量运动:抽血前2～3天建议不要做过猛的健身运动,大量运动会导致机体的转氨酶等含量变化,导致检查结果不准确。因此建议在生化检查前2天起保持常态活动量,不在剧烈活动后检查。

（4）药物干扰：由于药物对检验结果的各种影响，建议您在抽血前 2～3 天内咨询医生，在其指导下调整用药。

（5）控制饮食：不同的检验项目要问清医生，区别对待。大多数生化检查项目都要禁食 12 小时，禁水 8 小时，如果检测餐后血糖，则一定要吃饭后再做检查。血脂检查之前建议不要吃含油脂过高的食物，如荷包蛋、排骨汤等。

（6）抽血检查当天，不要穿袖口过小、过紧的衣服，以避免抽血时衣袖卷不上来或抽血后衣袖过紧，引起手臂血管血肿。